腹部疾病
影像征象及危急值

主　审　刘怀军
主　编　王　勇

科学出版社

北京

内 容 简 介

为了提高影像科医师及临床医师对腹部影像检查征象及危急值项目的认识，本书在内容设计上充分考虑了科学性与实用性的结合，内容涵盖了 X 线、CT 和 MRI 等多种常用影像技术的图像阅读、数据测量及报告描述等重要基础知识，详细列出了位于腹部的消化系统、泌尿系统及生殖系统影像检查中常见的危急值项目，包括但不限于消化道穿孔、绞窄性肠梗阻、腹腔器官破裂和腹腔内动脉血管栓塞等。每个危急值项目均包括了"临床特征、影像学表现、典型病例、诊断报告中应提示的内容、临床医师需要了解的内容"五个方面。此外，书中所附的大量病例分析，是各位编者精心挑选的典型病例，并对病变部位进行了详细的标注，通过图文并茂的形式，帮助读者更好地理解和掌握危急值识别技巧。

本书适用于临床医师、放射科医师、医学生及相关领域工作者。

图书在版编目（CIP）数据

腹部疾病影像征象及危急值 / 王勇主编. -- 北京：科学出版社，2025.4.
ISBN 978-7-03-081657-3

Ⅰ. R572.04

中国国家版本馆CIP数据核字第2025V94C67号

责任编辑：高玉婷 / 责任校对：张 娟
责任印制：师艳茹 / 封面设计：龙 岩

版权所有，违者必究。未经本社许可，数字图书馆不得使用

科 学 出 版 社 出版
北京东黄城根北街 16 号
邮政编码：100717
http://www.sciencep.com

三河市春园印刷有限公司印刷
科学出版社发行 各地新华书店经销
*
2025 年 4 月第 一 版 开本：787×1092 1/16
2025 年 4 月第一次印刷 印张：8 3/4
字数：201 000
定价：99.00 元
（如有印装质量问题，我社负责调换）

编者名单

主　审　刘怀军

主　编　王　勇

副主编　张志坤　张　晖

编　者（按姓氏笔画排序）

于志军　王　宁　王　硕　井淑艳　孔美宝　母建奎

华　蓓　刘　斋　刘　燕　刘占辉　刘春颖　孙梦月

李　孟　李亚光　李利廷　何　丽　张　力　张天资

张洪伟　张晨光　武世超　季泽强　赵华燚　赵保根

郝　清　胡文娜　侯瑞鸿　洪俐超　秦洪涛　耿立娜

高　婷　高志梅　董强强　解利涛　管　星

插　画　郝　清

序

  医学影像学是现代医学的"眼睛",是连接临床与病理的桥梁。在精准医疗时代,医学影像学不仅为疾病诊断提供关键依据,更在危急重症的快速识别与干预中发挥着不可替代的作用。欣闻河北医科大学第一医院王勇教授新作《腹部疾病影像征象及危急值》即将付梓,我深感振奋,欣然提笔作序。

  腹部疾病种类繁多、解剖复杂,其影像学征象的精准解读常需"明察秋毫"之功,尤其危急值的及时识别,直接关乎患者的生命安全与预后。王勇教授深耕医学影像质控领域多年,积累了丰富的临床经验与学术洞见。此书以"征象"为纲、以"危急值"为目,系统梳理了腹部疾病的影像特征与危急值临床处置要点,既体现了对经典知识的凝练,亦融入了近年来影像技术革新与多学科协作的成果。例如,书中对急腹症、腹部外伤及血管性病变的影像解析,与当前"精准化、临床化、专科化"的学科发展方向高度契合。

  王勇教授治学严谨、医德高尚,其团队在医学影像质控及标准化领域的探索令人钦佩。此书不仅是个人学术生涯的结晶,更是其团队集体智慧的体现。期待其出版能推动腹部影像诊断的标准化进程,为青年影像诊断医师和临床医师提供权威指南,为危急重症患者的救治争取更多"黄金时间"。

  愿我们共同以影像之力,守护生命之重!

刘怀军

2025 年 3 月 21 日

前　言

近年来，随着 X 线、CT、MRI 等医学影像技术的飞速发展，腹部影像检查已成为诊断腹部疾病不可或缺的一部分，其诊断的准确性和及时性直接关系到患者的治疗效果与生命安全。然而，面对海量的影像数据和复杂的病情，如何快速准确地识别出那些可能危及患者生命的异常征象，成为临床医师面临的重大挑战。正是基于这样的背景，我们编写了《腹部疾病影像征象及危急值》一书，旨在为医学影像学医师及临床医师提供一份全面、实用的危急值参考指南。

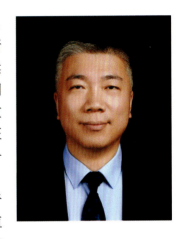

熟练掌握腹部疾病影像危急值项目及其影像学表现，对于提升医疗质量和保障患者安全具有重要意义。一方面，危急值项目为临床医师提供了清晰的危急值判断标准，有助于他们在短时间内做出准确诊断，及时采取有效治疗措施，从而避免病情恶化，降低患者死亡率。另一方面，危急值项目还促进了医学影像科室与临床科室之间的沟通与协作，提高了医疗资源的利用效率，为患者提供了更加优质、高效的医疗服务。此外，本书还有助于医学影像专业人员的培训与教育，提升他们的专业技能和危急值识别能力，为培养更多高素质的医学影像人才奠定基础。

本书中的危急值项目是根据医学影像专家们多年的临床工作经验确定的，但其完善与优化仍是一个持续的过程。未来，我们将继续加强对项目表的监测与评估，及时收集临床反馈意见，不断优化项目内容，确保其科学性、准确性和实用性。同时，我们还将积极探索新技术、新方法在腹部影像危急值识别中的应用，如人工智能、大数据等，以进一步提升危急值识别的准确性和效率。

在此，我们要向所有为本书编写付出辛勤努力的作者、编辑及工作人员表示衷心的感谢。我们相信，在全体医学影像专业人士的共同努力下，本书将在保障患者安全、提升医疗质量方面发挥更加积极的作用，为推动我国医学影像事业的蓬勃发展贡献力量。同时，也期待广大读者在阅读过程中提出宝贵意见，让我们携手努力，共同为患者的健康与幸福贡献我们的智慧与力量！

河北医科大学第一医院　王　勇

2024 年 12 月

目　　录

第一章

腹部图像阅读及重要数值

第一节　消化系统图像阅读及重要数值

一、消化系统 X 线检查基础知识

（一）胃

　　胃分为胃底、胃体和胃窦三部分。贲门开口上缘水平线以上部分为胃底。胃底至角切迹为胃体，内缘为胃小弯侧，外缘为胃大弯侧，胃小弯转角处称为角切迹，角切迹与幽门之间称为胃窦。幽门括约肌处于幽门管深面，幽门管末端与十二指肠起始处相连通（图 1-1-1）。

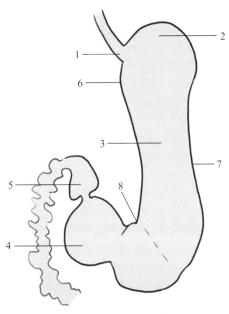

图 1-1-1　胃的各部名称

1. 贲门；2. 胃底；3. 胃体；4. 胃窦；5. 幽门；6. 胃小弯；7. 胃大弯；8. 角切迹

胃的形态根据立位钡剂造影表现可分为4型：鱼钩型（等张型）、牛角型（高张型）、无力型（低张型）和瀑布型（图1-1-2）。

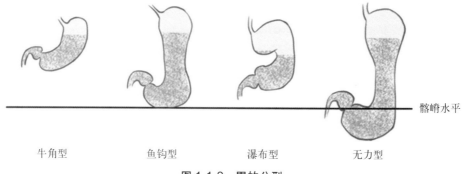

图 1-1-2 胃的分型

（二）小肠

钡剂造影检查中为了描述方便，将小肠分为6组：十二指肠、空肠上段肠袢、空肠下段肠袢、回肠上段肠袢、回肠中段肠袢、回肠下段肠袢。十二指肠肠曲呈"C"形，十二指肠分球部、降部、水平部和升部四个部分，球部接幽门管，升部下端接空肠上段。十二指肠球部呈三角形或球形，黏膜皱襞呈纵行排列如羽毛状。空肠黏膜皱襞呈羽毛状，回肠黏膜皱襞稀且细，其末节黏膜呈纵行排列（图1-1-3）。

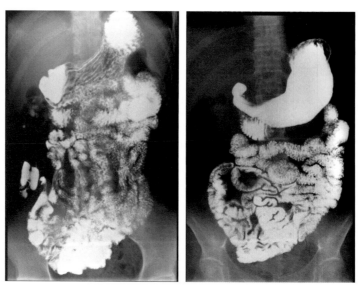

图 1-1-3 全消化道钡剂造影图像

（三）结、直肠及阑尾

气钡双重造影可见结肠壁呈很多分节状排列的囊状膨出，为结肠袋。降结肠以下结肠袋不明显，可见到横行和纵行的黏膜皱襞（图1-1-4）。阑尾充钡剂后呈边缘光滑、粗细均匀的条状高密度影。

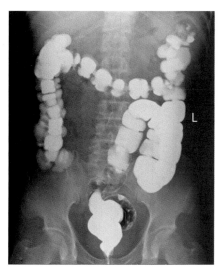

图 1-1-4　钡剂灌肠图像

（四）肝

X 线平片除可发现肝内胆管积气和肝内高密度钙化病变（肝内胆管结石、炎性和肿瘤性钙化灶）外，对其他绝大多数肝内病变的检查并无价值。

（五）胆道

常用的 X 线造影检查包括经皮穿刺肝胆道成像（percutaneous transhepatic cholangiography，PTC）和经内镜逆行胰胆管成像（endoscopic retrograde cholangiopancreatography，ERCP）（图 1-1-5）。造影显示的正常胆囊为卵圆形或者梨形，包括底部、体部、颈部和管部。正常肝内胆管呈树枝状分布，由粗到细分别形成肝左管、肝右管，再汇合成肝总管，与胆囊管汇合后向下延伸为胆总管。

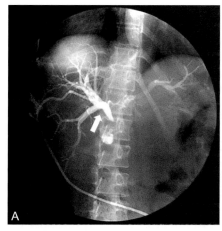
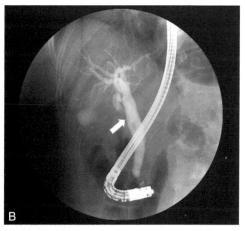

图 1-1-5　胆道系统 X 线造影图像

A. PTC 图像；B. ERCP 图像

（六）胰腺及脾

X 线平片上胰腺及脾与周围器官缺乏自然对比，不能显示（图 1-1-6）。

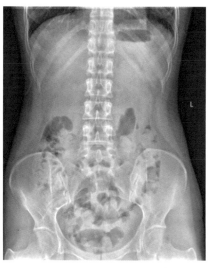

图 1-1-6　正常立位腹部 X 线平片

二、消化系统 CT 检查基础知识

（一）胃

胃充分充盈的 CT 图像上显示胃壁厚度均匀，胃壁的厚度一般不超过 0.5cm（图 1-1-7）。充盈不足时，胃壁厚度 ≥ 1.0cm。

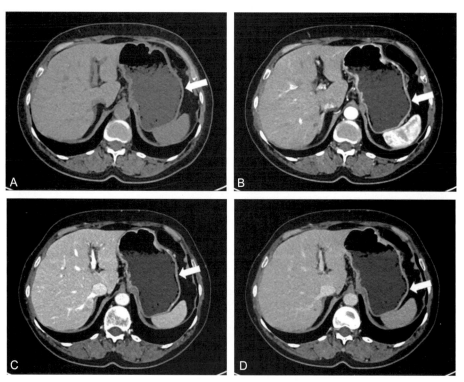

图 1-1-7　正常胃壁 CT 图像
A. CT 平扫；B. 动脉期；C. 静脉期；D. 平衡期

（二）小肠

小肠在腹腔内游离分布，正常充盈良好的小肠肠腔宽度不超过 3cm，肠壁厚度不超过 0.3cm。通常空肠位于左上腹，回肠位于右下腹（图 1-1-8）。十二指肠上接胃窦，向下绕过胰头及钩突，水平段横过中线，走行于腹主动脉、下腔静脉与肠系膜上动脉、静脉之间。

（三）结肠、直肠及阑尾

结肠和直肠肠壁厚度一般小于 0.5cm。升结肠和降结肠在腹膜后两侧，位置较固定。横结肠位置变化较大，瘦弱者可位于盆腔内。直肠壶腹部位于盆腔出口正中水平，位置较固定。

阑尾位于右髂窝内，阑尾根部连于盲肠的后内侧壁，远端游离。

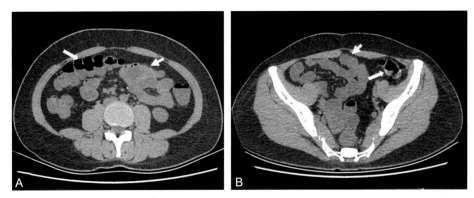

图 1-1-8　正常肠壁 CT 平扫图像

A. 短箭头示空肠，长箭头示横结肠；B. 短箭头示回肠，长箭头示乙状结肠

（四）肝

正常肝呈楔形，右叶厚而大，向左逐渐变小、变薄。根据 Couinaud 法可将肝脏分为 8 段：尾状叶（Ⅰ段）、左外叶上段（Ⅱ段）、左外叶下段（Ⅲ段）、左内叶（Ⅳ段）、右前叶下段（Ⅴ段）、右后叶下段（Ⅵ段）、右后叶上段（Ⅶ段）和右前叶上段（Ⅷ段）（图 1-1-9）。

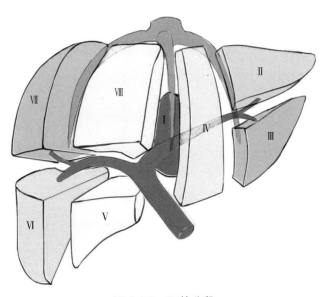

图 1-1-9　肝的分段

　　肝为肝动脉和门静脉双重供血的器官，前者血供约占25%，后者血供约占75%。肝平扫显示为均匀一致的软组织密度影，密度高于同层脾脏和胰腺。增强扫描：①动脉期，肝实质密度与CT平扫相似，肝动脉密度显著增高，门静脉密度轻度增高，肝静脉无强化；②门静脉期，肝实质和门静脉明显强化，肝内门静脉密度高于肝实质，肝静脉也可强化；③平衡期，肝实质仍然明显强化（图1-1-10）。

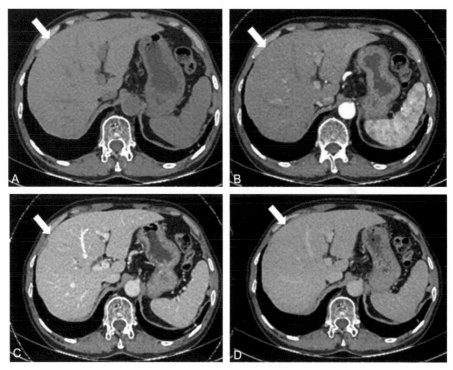

图1-1-10　正常肝CT图像
A.CT平扫；B.动脉期；C.门静脉期；D.平衡期

（五）胆道

　　胆囊呈卵圆形或圆形，密度均匀，位于胆囊窝内（图1-1-11）。分为胆囊底、体、颈、管四部分。胆囊壁光滑，厚薄均匀，厚度0.1～0.2cm，增强扫描密度增高。肝左管、肝右管汇合而成的肝总管直径0.4～0.6cm。肝总管逐渐与胆囊管汇合成胆总管，胆总管直径0.6～0.8cm。

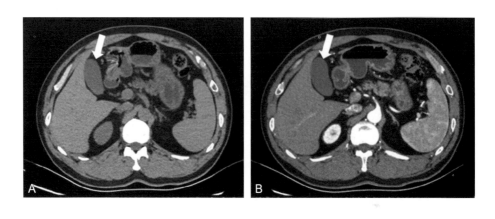

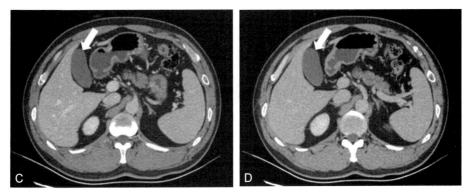

图 1-1-11 正常胆囊 CT 图像

A. CT 平扫；B. 动脉期；C. 门静脉期；D. 平衡期

（六）胰腺

胰腺位于腹膜后腔，自头部至尾部逐渐变细，分头、颈、体、尾四部分，胰头向下延伸的部分为钩突。胰腺主导管直径 $\leq 0.2cm$，一般情况下不显示。平扫胰腺实质密度与脾相近，增强扫描后动脉期胰腺实质明显强化，门静脉期胰腺实质强化幅度降低（图 1-1-12）。

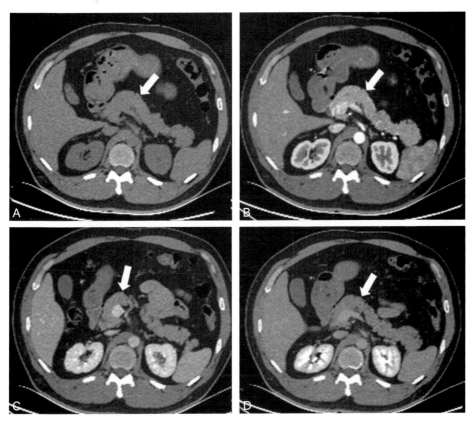

图 1-1-12 正常胰腺 CT 图像

A. CT 平扫；B. 动脉期；C. 门静脉期；D. 平衡期

（七）脾

脾位于左上腹部。平扫脾密度均匀一致并低于肝，增强后动脉期不均匀明显强化呈花斑状，门静脉期密度渐趋向均匀。脾外缘在 CT 图像上通常不超过 5 个相对应的肋单元（图 1-1-13）。

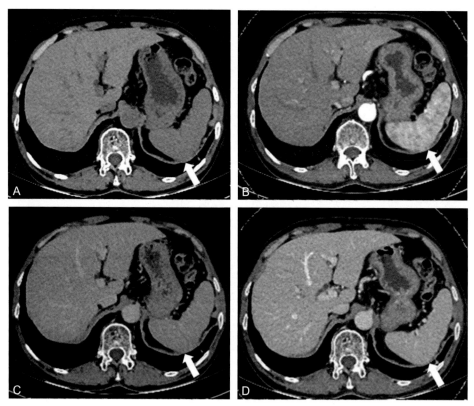

图 1-1-13　正常脾 CT 图像

A. CT 平扫；B. 动脉期；C. 门静脉期；D. 平衡期

三、消化系统 MRI 检查基础知识

（一）胃肠道

在 T_1 加权像（T_1WI）或 T_2 加权像（T_2WI）上，胃肠道壁在腔内低或高信号造影剂的衬托下能够清晰显示，增强检查能够观察胃肠道壁正常及其病变的表现，有助于病变的检出和诊断（图 1-1-14）。

（二）肝

平扫肝实质 T_1WI 呈灰白信号，信号强度略高于脾；T_2WI 呈灰黑信号，信号强度低于脾。肝内血管在 T_1WI 上呈低信号，在 T_2WI 上可呈高、等、低多种信号（图 1-1-15）。MRI 增强扫描强化方式与 CT 增强扫描相似。

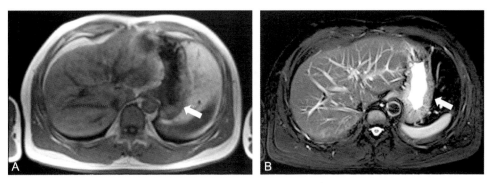

图 1-1-14　正常胃壁 MRI 图像

A. T_1WI；B. T_2WI

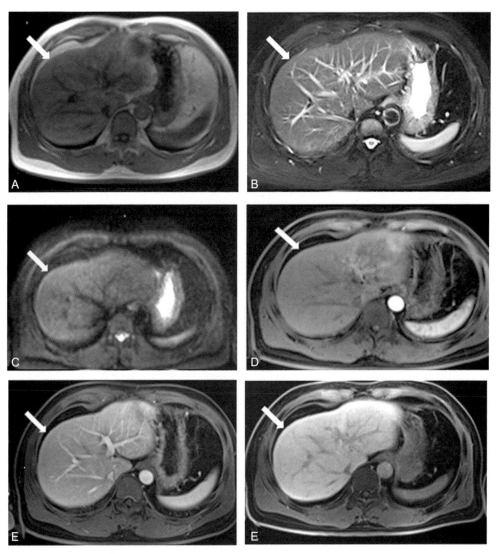

图 1-1-15　正常肝 MRI 图像

A. T_1WI；B. T_2WI；C. 弥散图像；D. 动脉期；E. 门静脉期；F. 平衡期

（三）胆道

胆囊壁在 T_1WI 呈等信号，在 T_2WI 呈相对低信号。胆汁一般显示为 T_1WI 低信号、T_2WI 高信号，但若含有浓缩的胆汁，常表现为 T_1WI 高、低信号或 T_1WI、T_2WI 均显示为高信号（图 1-1-16）。磁共振胰胆管成像（magnetic resonance cholangiopancreatography，MRCP）显示的胆胰管与 ERCP 所见一致。

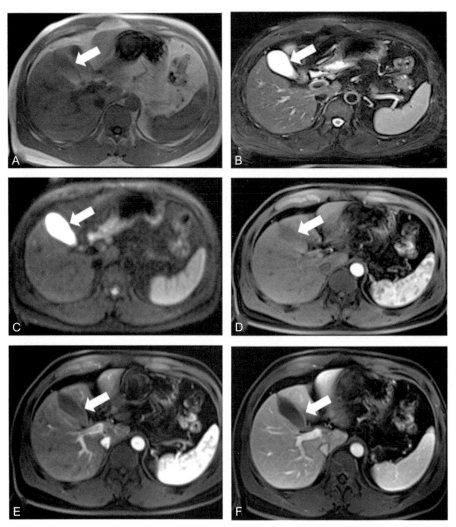

图 1-1-16　正常胆囊 MRI 图像

A.T_1WI；B.T_2WI；C. 弥散图像；D. 动脉期；E. 门静脉期；F. 平衡期

（四）胰腺

胰腺的 MRI 信号强度与肝相似。胰腺周围的脂肪呈高信号，衬托出胰腺的轮廓（图 1-1-17）。MRCP 检查可清晰显示主胰管，所见同 ERCP。

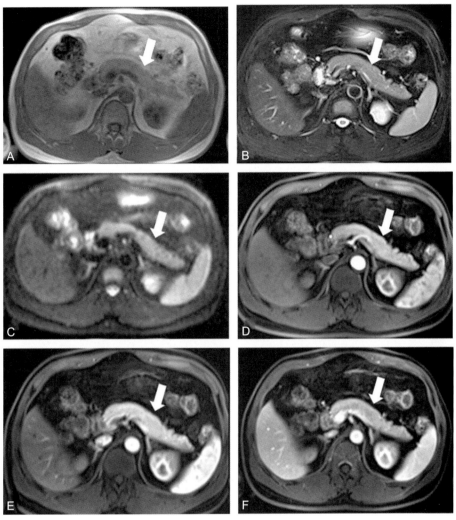

图 1-1-17　正常胰腺 MRI 图像

A. T$_1$WI；B. T$_2$WI；C. 弥散图像；D. 动脉期；E. 门静脉期；F. 平衡期

（五）脾

脾的 T$_1$WI 信号低于肝，T$_2$WI 信号高于肝（图 1-1-18）。脾的多期增强 MRI 表现与 CT 相似。

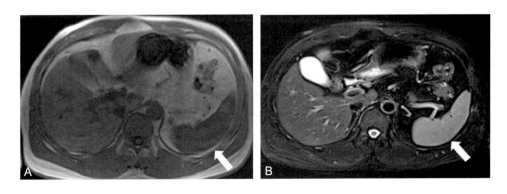

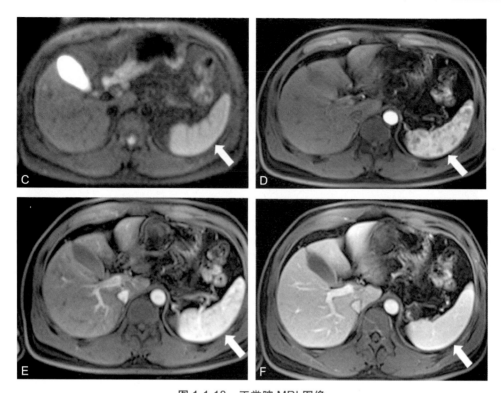

图 1-1-18　正常脾 MRI 图像

A. T_1WI；B. T_2WI；C. 弥散图像；D. 动脉期；E. 门静脉期；F. 平衡期

四、消化系统重要测量数据

（一）胃

（1）胃壁厚度（服造影剂后）：$\leqslant 0.5cm$。

（2）胃体、胃底部：$0.3 \sim 0.5cm$。

（3）胃窦部舒张状态：$0.4 \sim 0.6cm$。

（4）正常胃黏膜皱襞厚度（胃腔充盈时）：$0.3 \sim 0.6cm$。

（5）贲门管内径（长轴断面充盈时）：$\leqslant 1.5cm$。

（6）贲门管壁厚度：$0.3 \sim 0.5cm$。

（7）幽门管内径（幽门管开放时）：$0.5 \sim 0.6cm$，最大可达 $1.0cm$。

（8）幽门管壁厚度：成人 $\leqslant 0.6cm$，小儿 $\leqslant 0.3cm$。

（二）小肠

（1）肠腔宽度（充盈良好时）：$\leqslant 3cm$。

（2）肠壁厚度 $\leqslant 0.3cm$，回肠末端肠壁厚度可达 $0.5cm$。

（三）结、直肠及阑尾

（1）结肠全长平均约 150cm（$120 \sim 200cm$），直肠长 $12 \sim 15cm$。

（2）结、直肠壁厚度 $\leqslant 0.5cm$。

（3）阑尾长度 $5 \sim 7cm$。

（4）阑尾外径 $\leqslant 0.5cm$。

（四）肝

（1）上下径≤15cm。

（2）肝右叶前后径大于肝左叶前后径1.2～1.9倍，不超过2倍。

（3）肝平扫CT值40～70HU，增强扫描CT值升高至120～140HU。

（4）门静脉正常值：主干长为4.8～8.8cm，直径<1.3cm。

（五）胆道

（1）正常肝内胆管的直径≤0.2cm。

（2）肝总管长2.5～3.0cm，直径≤0.8cm。

（3）胆总管长7.0～8.0cm，直径≤1.0cm（胆囊切除术后胆总管宽度>1.0cm）。

（4）胆囊长7～10cm，宽3～4cm，壁厚0.1～0.3cm。

（六）胰腺

（1）CT值：（40±10）HU。

（2）头部前后径≤3.0cm。

（3）体部前后径≤2.5cm。

（4）尾部前后径≤2.0cm。

（5）胰管宽度≤0.2cm。

（七）脾脏

（1）CT值：（45±5）HU。

（2）左右径（D）：4～6cm。

（3）前后径（W）：7～10cm。

（4）上下径（L）：11～15cm。

（张洪伟　张　力）

第二节　泌尿系统图像阅读及重要数值

一、泌尿系统X线检查基础知识

（一）肾

肾、输尿管及膀胱平片（kidney ureter bladder position，KUB position），肾通常位于T_{12}～L_3椎体之间。左肾一般比右肾高1～2cm。双肾在KUB上仅可显示出大概轮廓，呈豆形分布于脊柱两侧（图1-2-1）。

肾盂、肾盏在KUB图像上不能显示，肾盂依据其形态特征可划分为喇叭型、分支型及壶腹型（图1-2-2）。右侧肾盂处于L_2横突水平位置，而左侧肾盂相较于右侧高出约2cm。在侧位视角下，肾盂与肾盏均未超出椎体前缘。

肾大盏具有特定的结构分区，包括连接肾盂的基部、类似颈部的峡部及作为小盏分出处的顶部。通常情况下，由6～8个肾小盏汇聚构成一个肾大盏，而2～4个肾大盏进一步组合形成肾盂。肾盂、肾盏的正常排空时长在2～7分钟。

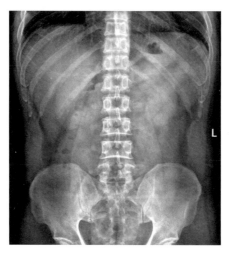

图 1-2-1　正常 KUB 图像

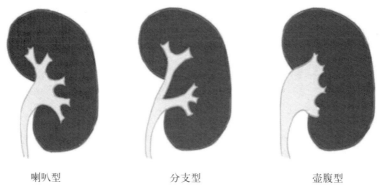

喇叭型　　　　　　　分支型　　　　　　　壶腹型

图 1-2-2　肾盂、肾盏形态及肾盂的分型

（二）输尿管

输尿管处于腹膜后间隙，在 KUB 图像上不能显影。输尿管平 L_2 水平处起始于肾盂，其起始部位距身体中线旁 3～6cm，随后沿着腰大肌前方下行延伸，在抵达盆腔边缘时转折进入盆腔段，并最后终止于膀胱三角区。男性输尿管为 27～30cm，女性则为 25～28cm，且右侧输尿管相较于左侧短约 2cm。输尿管存在 3 个生理性狭窄部位，其中肾盂与输尿管交界处，其宽度约为 2mm；在跨越骨盆边缘之处，宽度约达 3mm；而进入膀胱之处宽度在 1～2mm（图 1-2-3）。正常状态下，输尿管进行 X 线造影时，可呈现造影剂充盈状态良好，走行轨迹自然流畅，无僵直表现，亦不存在扩张与狭窄等异常形态。

（三）膀胱

正常膀胱表现为倒置的圆锥形结构，其顶端向下，

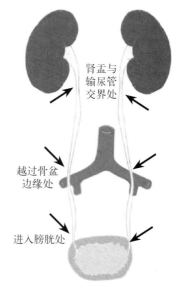

肾盂与输尿管交界处

越过骨盆边缘处

进入膀胱处

图 1-2-3　输尿管示意图及其狭窄处

底面朝上，且底面略呈凹陷状。当膀胱内充盈造影剂后，其底部会逐渐向上隆起而呈圆形或卵圆形外观，边缘整齐且光滑锐利(图1-2-4)。其大小受所充盈尿液容量的影响而存在差异，随着尿液量的变化，膀胱在形态学上可呈现出相应的动态改变。

（四）尿道

男性尿道长 17 ～ 20cm，前尿道长 13 ～ 17cm，后尿道膜部长 1 ～ 1.5cm，前列腺部长 2 ～ 4cm，女性尿道较短，长约 5cm，正常尿道 X 线造影表现为宽窄不等，边缘平滑的曲管状影（图 1-2-5）。

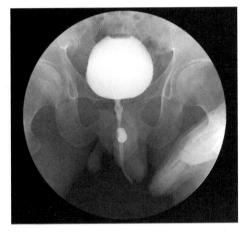

图 1-2-4 膀胱 X 线造影

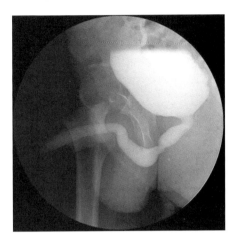

图 1-2-5 男性排泄性尿道 X 线造影

（五）尿路造影

1.*排泄性尿路造影* 除能显示尿路系统肾盂、肾盏、输尿管和膀胱外，还可显示肾实质（图 1-2-6）。

2.*逆行性尿路造影* 不能显示肾实质，可以显示肾盏、肾盂、输尿管、膀胱（图 1-2-7）。

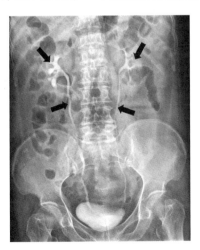

图 1-2-6 排泄性尿路 X 线造影

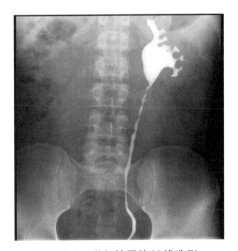

图 1-2-7 逆行性尿路 X 线造影

二、泌尿系统 CT 检查基础知识

（一）肾

1. 平扫　肾位于脊柱两侧，在 CT 平扫下表现为圆形或类圆形软组织密度影，边缘光滑锐利（图 1-2-8）。

2. 增强扫描　皮质期（30～90 秒），肾血管和肾皮质明显强化；髓质期（90～120 秒），髓质强化程度类似或略高于皮质，皮髓质分界不再清晰；排泄期（5～10 分钟），肾实质强化程度下降，而肾盏和肾盂内造影剂显影（图 1-2-8）。

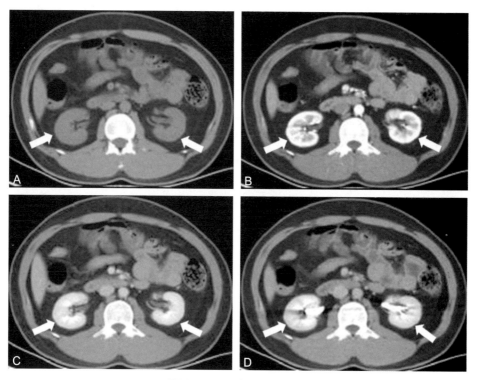

图 1-2-8　正常肾 CT 图像

A. CT 平扫；B. 皮质期；C. 髓质期；D. 排泄期

（二）肾上腺

右侧肾上腺常呈斜线状、倒 "V" 形或倒 Y 形；左侧肾上腺多为倒 "V" 形、倒 "Y" 形或三角形（图 1-2-9）。

（三）输尿管

1. 平扫　自肾盂起始部位沿连续层面进行追踪观察时，多能识别正常输尿管腹段的上、中部分，呈小圆形软组织密度影，中心可呈低密度，位于腰大肌前缘处，而盆段输尿管通常难以识别。

2. 增强扫描　在注入造影剂 10 分钟后实施延迟扫描，此时输尿管管腔内部因造影剂充盈而呈现为点状致密影像。自肾盂向下连续追踪，常能观察输尿管全程，直至输尿管的膀胱入口处。

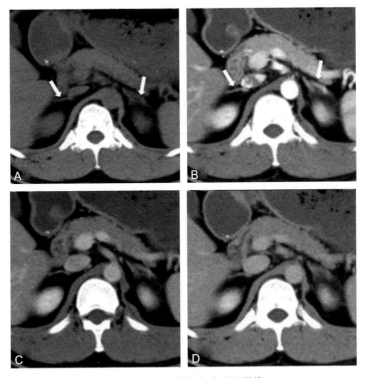

图 1-2-9　正常肾上腺 CT 图像

A. CT 平扫；B. 动脉期；C. 静脉期；D. 延迟期

（四）膀胱

1. 平扫　膀胱易于识别，其大小和形态与充盈程度有关。充盈较满的膀胱呈圆形、椭圆形或类方形。膀胱内尿液为均一水样低密度。膀胱壁显示为厚度一致的薄壁软组织影，内外缘均光滑（图 1-2-10）。

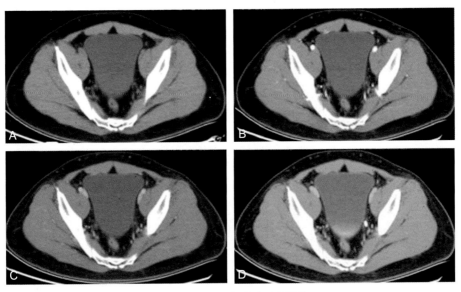

图 1-2-10　正常膀胱 CT 图像

A. CT 平扫；B. 动脉期；C. 静脉期；D. 延迟期

2.增强扫描 早期显示膀胱壁强化；延迟扫描可见含造影剂的尿液自输尿管膀胱入口处喷入；10～30分钟后检查，膀胱腔呈均匀高密度，若造影剂与尿液混合不均，则出现"液 - 液"平面（图1-2-10）。

三、泌尿系统 MRI 检查基础知识

（一）肾

双肾在 T_1WI 上皮质信号强度略高于髓质，T_2WI 上肾皮髓质均呈相似的稍高信号，正常肾盏难以显示，然而肾盂多可识别，呈类似游离水信号（图1-2-11）。

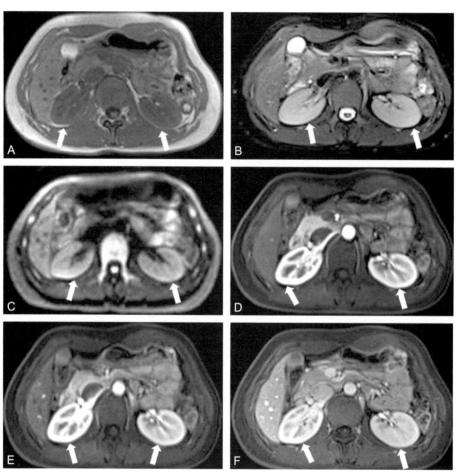

图 1-2-11 正常肾 MRI 表现
A. T_1WI；B. T_2WI；C. 弥散图像；D. 皮质期；E. 髓质期；F. 排泄期

（二）肾上腺

正常肾上腺 MRI 表现见图 1-2-12。在常规 T_1WI 和 T_2WI 上，肾上腺信号强度类似正常肝实质信号强度。

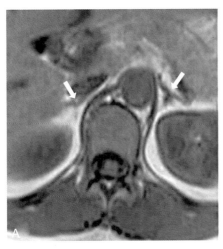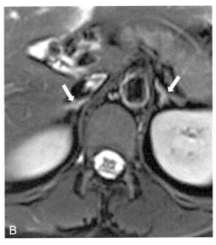

图 1-2-12　正常肾上腺 MRI 图像

A. T_1WI；B. T_2WI

（三）输尿管

在 T_1WI 和 T_2WI 横断面上，自肾盂连续向下追踪，在周围高信号或中等信号的脂肪信号对比下，有可能识别出部分正常腹段输尿管，呈小圆形低信号影，而正常盆段输尿管难以识别。

（四）膀胱

在横断面上，充盈的膀胱呈圆形、横置的椭圆形或四角圆钝的类方形，矢状面上为类三角形。膀胱内尿液富含游离水，在 T_1WI 图像上呈低信号，在 T_2WI 图像上呈高信号；膀胱壁表现为厚度一致的薄壁环状影，与肌肉信号类似（图 1-2-13）。

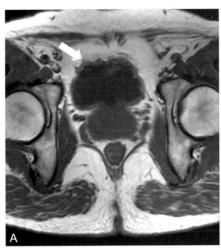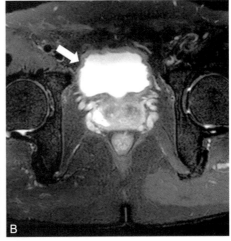

图 1-2-13　正常膀胱 MRI 图像

A. T_1WI；B. T_2WI

四、泌尿系统重要测量数据

（一）肾

（1）肾极之间的距离：上极，相隔约 10cm（4～16cm）；下极，相隔约 13cm（9～18.5cm）。

（2）肾脊角：15°～25°。

（3）横断面肾轴：肾夹角 120°。

（4）肾的大小：长径 12～13cm，宽径 5～6cm。

（5）肾皮质的厚度：0.4～0.5cm。

（6）杰氏筋膜厚度：0.1～0.2cm。

（7）肾的 CT 值：平扫 35～45HU，增强后肾皮质约 140HU。

（8）达到皮髓质平衡时间约 1 分钟，造影剂排泌进入肾盂、肾盏时间约 3 分钟。

（二）肾上腺

单侧平均重量约 5g，宽约 3.0cm，长约 5.0cm，侧肢厚度 < 1.0cm；肢体面积 ≤ 150mm^2，平扫 CT 值为 25～40HU。

（三）输尿管

直径 0.2～0.7cm。

（四）膀胱

壁厚（充盈良好的膀胱）约 0.3cm。

（武世超）

第三节　生殖系统图像阅读及重要数值

一、男性生殖系统

（一）X 线检查基础知识

X 线检查对男性生殖系统的显示较为有限。

（二）CT 检查基础知识

前列腺呈椭圆形软组织密度影，紧邻膀胱下缘，边缘光整，CT 检查不能分辨前列腺各解剖带及被膜（图 1-3-1）。精囊腺位于膀胱后方，邻近前列腺上缘，其与膀胱后壁间的锐角形脂肪密度区称为精囊角（图 1-3-2）。

（三）MRI 检查基础知识

用于评估前列腺的大小、形状及可能存在的肿瘤。前列腺 T_1WI 呈均匀等信号影，T_2WI 可显示低信号的移行带、中央带及高信号的周围带，前列腺被膜呈细环形低信号影（图 1-3-3）。精囊在 T_1WI 呈均匀略低信号，T_2WI 呈高信号（图 1-3-4），其壁为低信号。正常睾丸呈卵圆形 T_1WI 稍低信号，T_2WI 稍高信号；睾丸鞘膜含有少量液体，T_1WI 呈低信号、T_2WI 呈高信号。

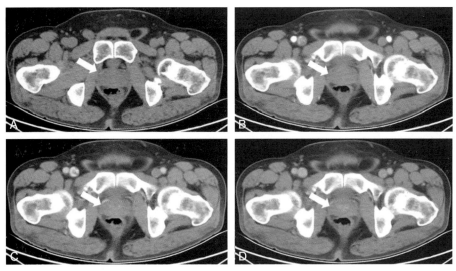

图 1-3-1　正常前列腺 CT 表现

A. CT 平扫；B. 动脉期；C. 静脉期；D. 延迟期

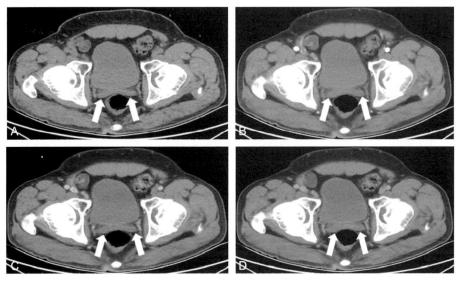

图 1-3-2　正常精囊腺 CT 表现

A. CT 平扫；B. 动脉期；C. 静脉期；D. 延迟期

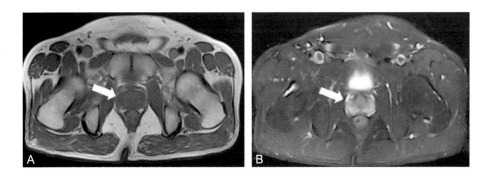

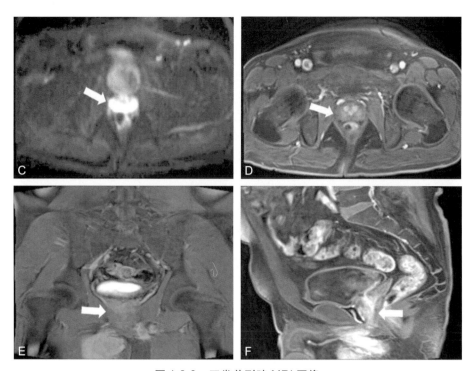

图 1-3-3　正常前列腺 MRI 图像

A. T_1WI；B. T_2WI；C. 弥散图像；D. 增强轴位图像；E. 增强冠状位图像；F. 增强矢状位图像

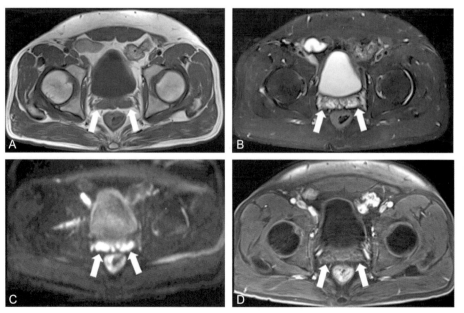

图 1-3-4　正常精囊腺 MRI 图像

A. T_1WI；B. T_2WI；C. 弥散图像；D. 增强图像

（四）重要测量数据

（1）精囊长度约 5cm，高度约 2.5cm，宽度约 2cm。

（2）睾丸大小约 3cm×4cm，阴囊内积液量通常不超过 10 ～ 20ml。

（3）年轻人前列腺上下径约 3cm，前后径约 2.3cm，左右径约 3.1cm。

老年人前列腺较大，其三径线分别约 5.0cm、4.3cm、4.8cm。

二、女性生殖系统

（一）X 线检查基础知识

主要用于子宫输卵管造影（hysterosalpingography，HSG）检查，可以观察子宫腔形态及密度，输卵管走行情况及管腔是否存在狭窄及扩张，输卵管壶腹部的黏膜皱襞情况，伞端造影剂是否溢出顺利，伞端周围造影剂是否弥散受限等情况，延迟片观察盆腔造影剂的弥散有无异常，输卵管内是否有造影剂残留（图 1-3-5）。

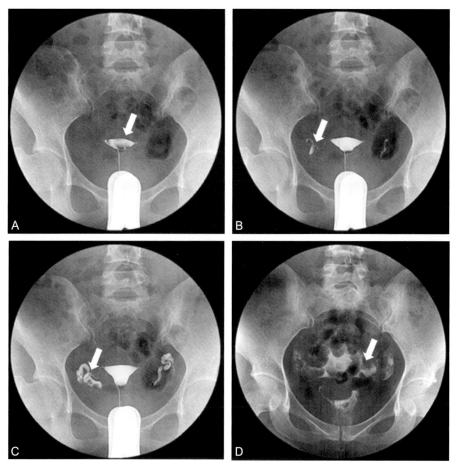

图 1-3-5　子宫输卵管 X 线造影图像
A. 子宫显影；B. 输卵管部分显影；C. 输卵管全部显影；D. 盆腔弥散

（二）CT 检查基础知识

正常情况子宫呈倒三角形，外缘光滑，增强扫描子宫肌层呈明显均匀强化，宫腔中心呈低密度显示更为清晰。宫旁组织为脂肪密度，内含血管、神经和纤维组织，呈点状及条形软组织密度。阴道表现为盆底软组织影，易误诊为盆底结节或病变（图 1-3-6）。

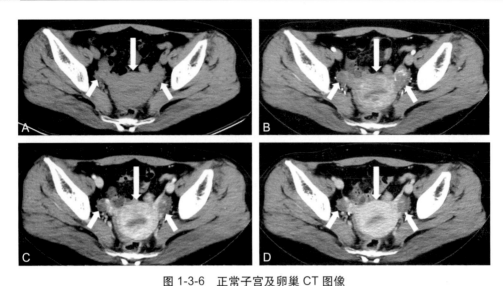

图 1-3-6 正常子宫及卵巢 CT 图像

A. CT 平扫；B. 动脉期；C. 静脉期；D. 延迟期。子宫（长箭头），卵巢（短箭头）

在育龄期，大多可识别出正常卵巢，位于子宫侧壁与髋臼内壁之间，呈卵圆形低密度影，其内可见囊性卵泡或生理性囊肿，增强检查无强化。绝经后女性卵巢体积变小，呈软组织密度影。CT 图像上正常输卵管不能显示。

（三）MRI 检查基础知识

MRI 用于评估子宫的形态、位置、病变等。平扫 T_1WI 序列宫体、宫颈及阴道呈均匀等信号，T_2WI 序列是观察子宫的最佳序列，矢状位能清晰显示子宫、宫颈及阴道全貌（图 1-3-7C）。绝经期前，正常卵巢 T_1WI 呈等低信号，T_2WI 卵泡呈高信号（图 1-3-7B），中央基质呈低至中等信号；绝经后卵巢难以识别。MRI 检查正常输卵管亦难以识别。

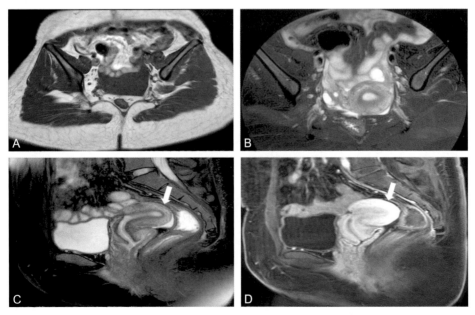

图 1-3-7 正常子宫及卵巢 MRI 图像

A. T_1WI 轴位平扫图像；B. T_2WI 轴位图像；C. T_2WI 矢状位图像；D. 矢状位增强图像

总之，不同组织在 MRI 图像中的信号强度差异明显，有助于识别正常结构和病变。使用造影剂可以更清楚地显示病变区域和血流情况。MRI 扫描能提供比 CT 扫描更详细的软组织对比，有助于发现细微的结构变化。

（四）重要测量数据

（1）正常成人子宫长度为 7 ～ 8cm，宽度为 4 ～ 5cm，厚 2 ～ 3cm；宫颈管长度 3 ～ 4cm，宽约 0.5cm；内膜厚度 ＜ 1cm。

（2）输卵管长度为 8 ～ 14cm；峡部长 3 ～ 6cm，直径 0.1 ～ 0.2cm；壶腹部长约 8cm，直径 0.6 ～ 0.8cm。

（3）育龄期卵巢长度 ≤ 4cm，横径约 2.5cm；绝经后卵巢长度 ≤ 3cm，横径约 1.5cm。

（孙梦月）

参 考 文 献

阿里·什库达，2004. 体部成像的正常变异与误判 [M]. 程敬亮，李树新，译. 河南：科学技术出版社.

姜树学，马述盛，2000. CT 与 MRI 影像解剖学图谱 [M]. 沈阳：辽宁科学技术出版社.

姜树学，马述盛，2006. 断面解剖与 MRI、CT、ECT 对照图谱 [M]. 沈阳：辽宁科学技术出版社.

李培基，1999. 腹部 CT 诊断图谱 [M]. 沈阳：辽宁科学技术出版社.

刘赓年，谢敬霞，1992. 消化系影像诊断学 [M]. 上海：上海科学技术出版社.

刘怀军，江建明，吕波波，2007. CT 和 MRI 阅片原则与报告书写规范 [M]. 北京：中国医药科技出版社.

刘怀军，2021. 医学影像危急值备忘录 [M]. 北京：科学出版社.

缪飞，2015. 胰腺影像学 [M]. 北京：人民卫生出版社.

尚克中，程英升，2011. 中华影像医学 - 胃肠道卷 [M]. 2 版. 北京：人民卫生出版社.

王爱英，2006. 实用胃肠道双重对比造影图谱 [M]. 北京：北京大学医学出版社.

徐克，龚启勇，韩萍，2018. 医学影像学 [M]. 8 版. 北京：人民卫生出版社.

于春水，郑传胜，王振常，2022. 医学影像诊断学 [M]. 5 版. 北京：人民卫生出版社.

周康荣，严福华，2011. 中华影像医学 - 肝胆胰脾卷 [M]. 2 版. 北京：人民卫生出版社.

Louis J. Dell' Italia, MD, 2012. Anatomy and physiology of the right ventricle[J]. Cardiol Clin, 30:167-187.

Weir J, Abrahams PH, 2003. Imaging atlas of human anatomy. 3rd ed. St Louis: Mosby.

第二章

腹部典型危急值

第一节　消化系统典型危急值

一、胃肠道穿孔

（一）临床特征

1. 概述

（1）胃肠道穿孔是指胃肠道的管壁全层发生破裂，导致胃肠内容物流入腹腔，进而引发腹膜炎的一种急腹症。穿孔时胃肠道的气体和内容物流入腹腔，造成气腹和（或）急性腹膜炎，甚至中毒性休克，如不及时抢救可危及患者生命。

（2）胃肠道穿孔常继发于溃疡、创伤及肿瘤。临床上胃肠道穿孔以胃及十二指肠溃疡穿孔最常见，急性穿孔多发生在前壁。肿瘤引起的胃肠道穿孔，通常是肿瘤坏死及肿瘤引起的肠梗阻所导致。创伤性穿孔多合并其他器官损伤。

2. 临床表现　胃肠道穿孔的临床表现为起病急骤，持续性上腹剧痛，不久可延及全腹，扪及腹肌紧张、全腹压痛和反跳痛等腹膜刺激症状。常有以下诱因：饱餐、酗酒、进食刺激性食物、剧烈咳嗽、腹压增高和服用某些非甾体抗炎药等。

（二）影像学表现

1. X 线平片　消化道穿孔在立位腹部 X 线平片上表现为气腹、腹脂线模糊和麻痹性肠胀气等，但不能显示穿孔部位。

（1）气腹：胃肠道内的气体通过穿孔部位进入腹腔，在膈下形成游离气体，在立位腹部 X 线平片上表现为膈下新月形气体密度影（图 2-1-1），此征象为消化道穿孔的典型征象。

（2）腹脂线模糊：胃肠道内容物进入腹膜腔可引起化学性及细菌性腹膜炎，可造成腹水，腹水在立位腹部 X 线平片上难以显示，常表现为腹脂线模糊，大量积液时表现为腹腔气 - 液平面形成或肠管聚拢（图 2-1-1）。

（3）麻痹性肠胀气：腹膜炎后肠管反应性积气，甚至肠麻痹，X 线平片上表现为肠管弥漫性积气或扩张。

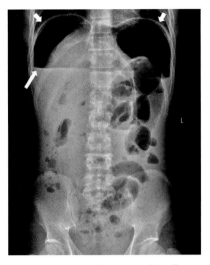

图 2-1-1　腹部立位 X 线平片

双侧膈下游离气体（短箭头）伴气 - 液平面（长箭头），腹脂线模糊、小肠及结肠积气，提示胃肠道穿孔

2. CT 扫描　胃肠道穿孔时 CT 扫描能更清晰地显示游离气体的分布及范围，腹水的多少和肠管积气、扩张的程度等，部分情况下 CT 扫描还可能直接显示胃肠道管壁的缺损，这是胃肠道穿孔的直接证据，对于明确诊断具有重要意义（图 2-1-2 ～图 2-1-4）。

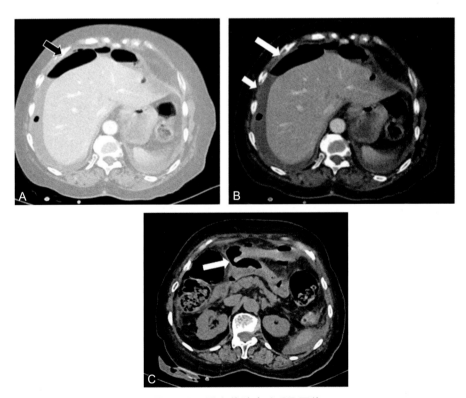

图 2-1-2　胃窦前壁穿孔 CT 图像

A. 肺窗示肝周条形游离气体影；B. 腹窗示肝周围条形游离气体影（长箭头）及腹水（短箭头）；C. 腹窗示胃窦前壁局部不连续（箭头），前方少量游离气体影，提示胃窦前壁穿孔

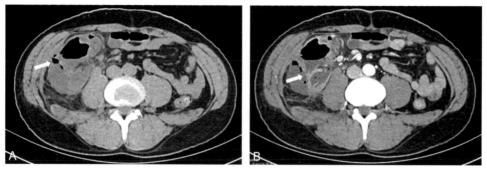

图 2-1-3　升结肠后壁穿孔 CT 图像

A. CT 平扫升结肠后方积液及少量斑点状积气；B. CT 增强扫描动脉期示升结肠后壁局部不连续，提示升结肠后壁穿孔

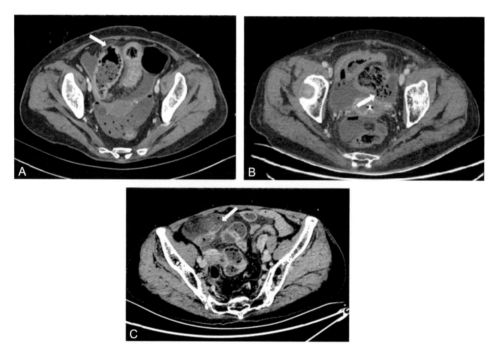

图 2-1-4　A. 空肠穿孔 CT 图像；B. 乙状结肠穿孔 CT 图像；C. 阑尾穿孔 CT 图像

★ 小贴士

　　在 X 线平片上应注意以下几种情况：①正常情况下胃、十二指肠球部及结肠肠腔内有气体存在，所以穿孔后大部分可以出现气腹征象；②小肠及阑尾正常时一般无气体存在，穿孔后很少有气腹征象；③胃后壁穿孔造成胃内气体进入小网膜囊，如网膜孔不通畅，则气体不能进入大腹腔而局限在小网膜囊内，在中腹部形成含气囊腔或气 - 液腔；④十二指肠及结肠等腹膜间位或腹膜后器官向腹膜后间隙穿孔，腹膜后间隙出现积气，而腹腔无游离气体。因此，立位腹部 X 线平片没有游离气腹征象并不能排除胃肠道穿孔。当然，腹腔内出现游离气体并不全部都是胃肠道穿孔所致，如手术后引起的气腹，肠气囊肿症破裂，部分妇科检查术后等。

（三）典型病例

病例 1：患者，男性，75 岁，主诉晚餐后突发腹部疼痛 5 小时余，呈刀割样，伴恶心、呕吐。查体全腹压痛明显，有反跳痛，肌紧张呈板状腹，肝浊音界消失。既往有胃溃疡病史 4 年，未正规治疗（图 2-1-5）。

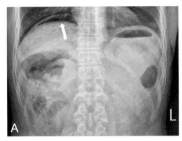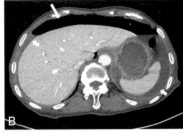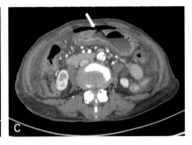

图 2-1-5　胃窦前壁穿孔

A. 立位腹部 X 线平片示右侧膈下新月状游离气体影；B. CT 增强扫描示肝前方条形游离气体影（长箭头），肝及脾周围可见腹水（短箭头）；C. CT 增强扫描示胃窦前壁局部变薄且不连续（箭头），前方见条形游离气体影，提示胃窦前壁穿孔

病例 2：患者，男性，65 岁，腹痛 7 小时余入院。患者于 6 天前无明显诱因出现便血，每天 1 次，近 2 天次数增加，出血量较少，偶有腹痛。7 小时前大量进食后出现全腹疼痛，疼痛剧烈，伴恶心，呕吐数次，呕吐物为胃内容物伴便秘，未排小便，无胸闷、胸痛，无咳嗽、咳痰，无头晕、头痛。手术中及术后病理证实为降结肠远段黏膜下脂肪瘤突入肠腔内伴近端降结肠后壁穿孔，粪性腹膜炎形成（图 2-1-6）。

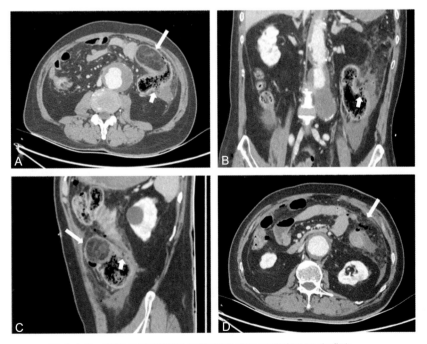

图 2-1-6　降结肠远段脂肪瘤伴近端结肠后壁穿孔及腹膜炎

A ～ C. 降结肠脂肪瘤（长箭头）及近端结肠后壁穿孔（短箭头），周围积液；D. 大网膜密度增高伴积气（箭头），提示腹膜炎

病例 3：患者，男性，61 岁，腹痛 1 天，加重 10 小时入院。患者于 1 天前无明显诱因突发腹痛，脐周为著，隐痛性质，无恶心、呕吐，无呕血、黑粪，自行观察患者腹痛症状无缓解。10 小时前患者突发腹痛加重，呈绞痛性质，伴恶心、呕吐，就诊当地医院，完善检查发现膈下游离气体，考虑消化道穿孔，为求进一步治疗转来院。术中证实为十二指肠球部前上壁溃疡伴穿孔（图 2-1-7）。

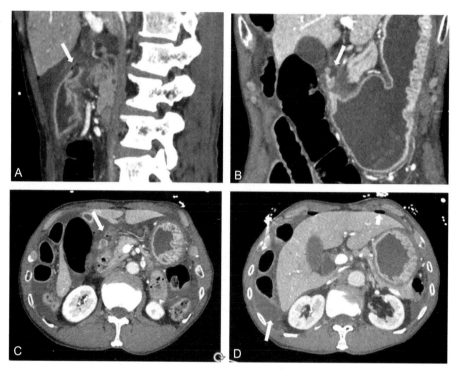

图 2-1-7　十二指肠球部前上壁穿孔

A ～ C. 腹部 CT 增强扫描示十二指肠球部前上壁不连续，周围可见积液及点状积气；D. 肝周围积液（长箭头）及少量游离积气（短箭头）

（四）诊断报告中应提示的内容

（1）有无胃肠道穿孔。

（2）穿孔的位置（如能发现）。

（3）寻找穿孔原因，溃疡所致、肿瘤所致、外伤所致等。

（4）有无并发症出现，如腹膜炎、肠梗阻和肠瘘等。

（五）临床医师需要了解的内容

（1）胃肠道穿孔患者应首选 CT 扫描，其比 X 线平片检查更容易发现腹腔及胃肠道周围的游离气体，部分情况下还可见胃肠道壁的不连续，以明确穿孔的位置。

（2）胃肠道穿孔不一定在影像学上都可见腹腔游离气体，出现腹腔游离气体也不一定都是胃肠道穿孔所致。

（3）明确胃肠道穿孔是否合并胃肠道肿瘤的存在。

（4）明确有无胃肠道穿孔并发症的出现。

（张志坤）

二、绞窄性肠梗阻

（一）临床特征

1. 概述

（1）绞窄性肠梗阻是指伴有肠壁血运循环障碍的肠梗阻，多伴有肠系膜受累，可导致感染性休克、肠穿孔、肠坏死、急性腹膜炎、脓毒血症等并发症。

（2）绞窄性肠梗阻常见的原因为肠粘连、肠扭转、腹内疝、肿瘤等。肠梗阻在我国急腹症中发病率占第 3 位，仅次于阑尾炎、胆囊炎，绞窄性肠梗阻死亡率为 20% ～ 37%。

2. 临床表现 除了单纯性肠梗阻的"胀、痛、吐、闭"基本临床表现外，绞窄性肠梗阻还表现为持续性腹痛并阵发性加剧，常伴有剧烈呕吐，部分可触及局部隆起且压痛的肿块（梗阻肠袢），腹膜刺激征（腹部压痛、腹部肌肉紧张和反跳痛）明显，腹腔穿刺可能抽出带血的液体。

（二）影像学表现

1. X 线平片 除单纯性肠梗阻"肠管扩张、积气伴气 - 液平面"的基本影像表现外，病因不同的绞窄性肠梗阻常伴有不同的影像学表现。"假肿瘤"征、"咖啡豆"征、"空、回肠换位"征常由于小肠扭转和内疝所致，粘连所致的绞窄性肠梗阻常由于肠系膜水肿出现"多个小跨度卷曲肠袢"。

（1）"假肿瘤"征见于完全性绞窄性肠梗阻，是指大量积液的闭袢肠曲在正常积气肠管的衬托下显示为软组织肿块，故称为"假肿瘤"征（图 2-1-8）。

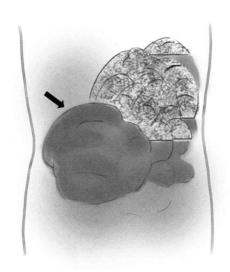

图 2-1-8 "假肿瘤"征，提示完全性绞窄性肠梗阻

（2）"咖啡豆"征：见于不完全绞窄性肠梗阻。大量积气、积液的闭袢肠曲内，中间线状肠壁影，形似咖啡豆，故称为"咖啡豆"征（图 2-1-9）。

（3）"空、回肠换位"征：正常位于左上腹的空肠由于肠扭转位于右下腹，而正常位于右下腹的回肠此时位于左上腹，是小肠扭转的可靠征象（图 2-1-10）。

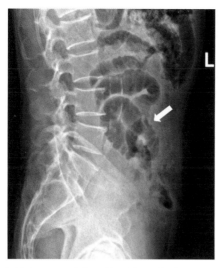

图 2-1-9 下腹部肠管聚集呈"咖啡豆"征,提示不全绞窄性肠梗阻

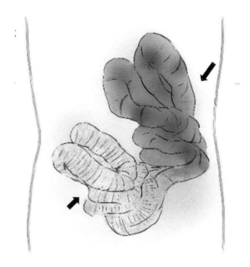

图 2-1-10 "空、回肠换位"征,空肠位于右下腹(短箭头)、回肠位于左上腹(长箭头),提示小肠扭转

(4)多个小跨度卷曲肠袢是由于肠系膜痉挛水肿、缩短,闭袢梗阻肠曲两端以肠系膜为轴心集中,导致肠管以特殊形态排列,如"C"字形、"8"字形、花瓣形、香蕉串形等(图 2-1-11,图 2-1-12)。

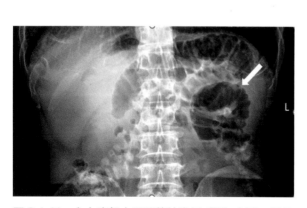

图 2-1-11 左上腹部小肠肠管扩张呈"C"字形,提示绞窄性肠梗阻

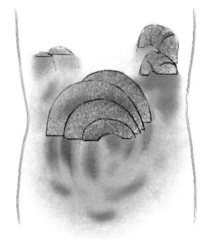

图 2-1-12 中上腹部小肠肠管扩张积气呈"香蕉串"样改变

2. CT 扫描 不仅可以帮助确定绞窄性肠梗阻的病因,还可以通过 CT 增强扫描后的肠壁的强化程度来判断是否存在肠壁的缺血、坏死及出血等。肠壁强化减低是肠壁缺血的直接征象,当肠壁进一步缺血坏死时,会出现肠壁密度增高、肠壁积气,甚至门静脉积气等征像(图 2-1-13 ～图 2-1-15)。

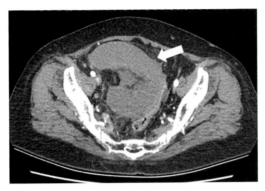

图 2-1-13 盆腔小肠扩张积液伴肠壁强化程度降低，提示肠壁缺血

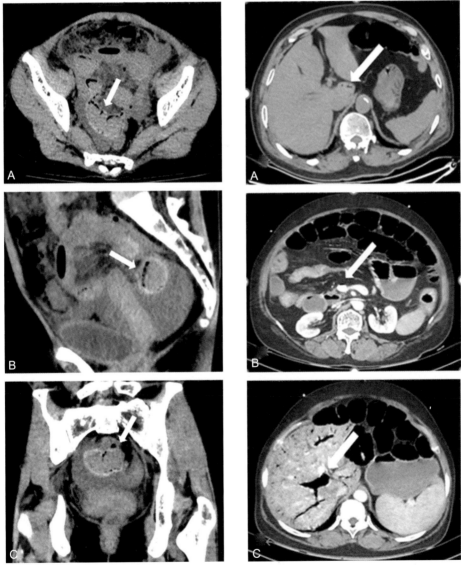

图 2-1-14 盆腔部分小肠肠壁密度增高、肠壁积气（箭头），提示肠壁坏死

图 2-1-15 A.门静脉积气；B.肠系膜上静脉积气；C.肝内门静脉积气

⭐ **小贴士**

　　在诊断绞窄性肠梗阻时，应注意以下几点：①绞窄性肠梗阻常继发于肠系膜血管栓塞或血栓形成、肠扭转、腹内疝等，存在这些高危因素时需警惕；②其典型症状包括剧烈且持续的腹痛、呕吐频繁且剧烈、腹胀不对称及停止排气排便，但部分患者表现可不典型；③绞窄性肠梗阻若延误治疗，会引发严重的肠缺血坏死、感染性休克等危及生命的并发症，故而一旦怀疑应尽快明确诊断并积极处理；④此外还应注意，绞窄性肠梗阻虽多有明确病因且病情危急，但有时症状隐匿，易与单纯性肠梗阻相混淆。所以对于有肠梗阻表现且腹痛、腹胀等症状较为严重或伴有全身中毒症状的患者，需要仔细鉴别是否为绞窄性肠梗阻。

（三）典型病例

　　病例 1：患者，女性，42 岁，间断上腹部疼痛不适 1 天。查体中上腹轻度压痛，无反跳痛及肌紧张，无液波震颤及振水声，未触及腹部包块，腹部叩诊鼓音，移动性浊音阴性。

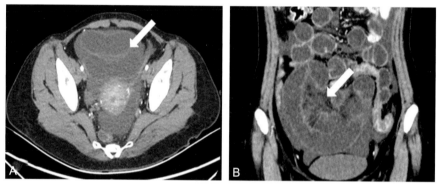

图 2-1-16　绞窄性小肠梗阻

A、B.下腹部小肠肠管聚集，肠壁强化程度减低，肠系膜聚拢、水肿，腹盆腔积液

　　病例 2：患者，男性，59 岁，主诉进食后腹痛伴恶心呕吐 2 天余，持续性绞痛，呕吐后疼痛有所缓解（图 2-1-17）。

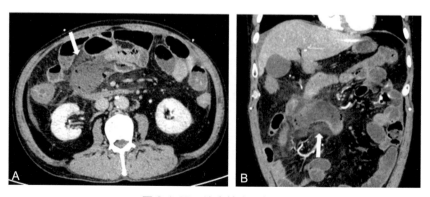

图 2-1-17　绞窄性小肠梗阻

A.右下腹小肠扩张积液，肠壁变薄、强化程度减低，周围多发絮状高密度影；B.小肠扩张伴肠系膜水肿

病例3：患者，女性，72岁，主诉上腹痛13小时，剑突下为主，呈持续性绞痛，伴恶心、呕吐。查体腹部压痛、反跳痛（图2-1-18）。

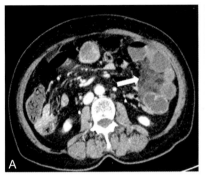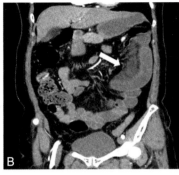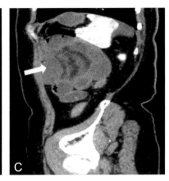

图 2-1-18 左中腹部绞窄性小肠梗阻

A、B.左侧中腹部小肠聚拢、肠管扩张，肠腔内可见积液、少量积气，肠系膜水肿，部分肠壁强化稍减低；C.小肠肠管排列呈"香蕉状"

（四）诊断报告中应提示的内容

（1）是否为绞窄性肠梗阻。

（2）梗阻部位在哪里。

（3）梗阻的原因是什么。

（4）有无并发症出现，如肠穿孔、肠坏死、脓毒血症、急性腹膜炎、多器官功能衰竭和短肠综合征等。

（五）临床医师需要了解的内容

（1）绞窄性肠梗阻应首选 CT 平扫加增强扫描，其比 X 线平片、CT 平扫更容易发现肠管缺血、肠系膜血管异常等。

（2）明确绞窄性肠梗阻部位是否合并肠道肿瘤的存在。

（3）明确有无绞窄性肠梗阻并发症的出现。

（王 硕）

三、肠套叠

（一）临床特征

1. 概述

（1）肠套叠是指肠道的一部分及其相应的肠系膜套入邻近的肠腔内，常导致肠腔部分或完全阻塞，并可能引起肠壁缺血、坏死或肠穿孔等严重并发症。如不及时诊断和治疗，肠套叠可能导致严重的腹痛、呕吐和全身症状，影响患者生命安全。

（2）肠套叠一般是近端肠管套入远端肠管，共有三层肠壁，外层肠管称为鞘部，进入其内的两层肠管称为套入部，中层为回返层，内层为进入层。根据套入部位的不同，肠套叠分为小肠 - 小肠型、回肠 - 结肠型和结肠 - 结肠型，其中以回肠 - 结肠型最多见。95%以上的肠套叠为原发性肠套叠，4 个月至 2 岁婴幼儿多见，与饮食改变等多种因素有关；5%以下的肠套叠为继发性肠套叠，成人多见，常继发于胃肠道炎症、肿瘤和畸形。

2.临床表现　肠套叠的三大典型症状为腹痛、血便和腹部肿块，通常急性起病，表现为间歇性腹痛，腹痛常伴有呕吐和腹部膨胀，可触诊到肠道肿块。部分病例中出现红果酱样血便或黏液便，随着病情的进展还可出现肠梗阻症状。

（二）影像学表现

1.X线平片　肠套叠初期，X线平片常无明显特异性改变，易呈假阴性。随着病程进展，若出现小肠梗阻，可见肠管扩张积气，气液呈阶梯状分布形成气 - 液平面，此为小肠梗阻典型征象，提示肠套叠可能致肠道通畅受阻（图 2-1-19）。

2.钡剂灌肠　进行钡剂灌肠时，在透视引导下经肛门插管注入适量钡剂。钡剂至套入部通过受阻，受阻端可呈杯口状充盈缺损，边缘清晰光滑，或呈球形充盈缺损。鞘部有钡剂进入时，影像呈弹簧状或螺旋状。但钡剂灌肠有穿孔风险，易引发腹膜炎、肠粘连等并发症，临床应用已相对较少（图 2-1-20）。

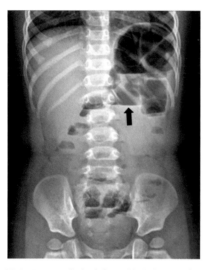

图 2-1-19　左上腹部肠管扩张、积气、积液伴气 - 液平面，考虑小肠梗阻

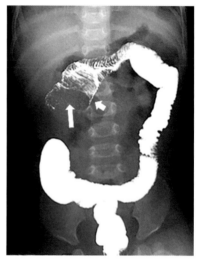

图 2-1-20　钡剂灌肠

结肠肝区钡剂通过受阻，受阻端呈杯口状充盈缺损（长箭头）少量钡剂进入鞘部（短箭头）

3.空气灌肠　在透视下经肛门插管注入气体，气体沿结肠逆行充盈，到达套入部时通过受阻，并见肠管内有类圆形或马铃薯状软组织肿块影。随着肠腔内气体压力的维持和增加，气体继续前进，肿块阴影向后退缩，随后肿块阴影变小、消失，大量气体进入小肠呈沸腾状或礼花状表现，说明肠套叠已复位。

肠套叠的复位标准为 X 线检查下大量气体进入小肠内，肿块影消失，患儿临床症状和体征消失。

4.CT 扫描　观察肠套叠，因扫描层面与套入肠管相对关系不同，影像形态有别。当断面与套入肠管垂直时，肠套叠呈靶环状肿块，多层环形、密度高低相间，源于肠壁、肠系膜和肠内容物密度不同。当断面与套入肠管平行时，肠套叠呈类似香肠状肿块，也表现为高低密度相间。通过 CT 增强扫描可精准评估肠系膜血管受压、肠管供血及肠壁有无淤血、水肿、坏死等情况（图 2-1-21）。

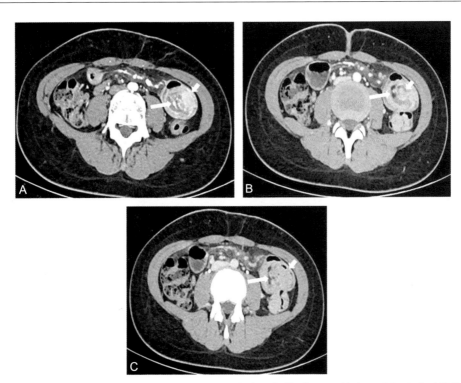

图 2-1-21　左中下腹局部小肠肠套叠，套叠处肠管息肉（短箭头），肠管内可见肠系膜（长箭头），增强 CT 示肠壁均匀强化，未见明确肠壁淤血、水肿、坏死

⭐ **小贴士**

　　在诊断肠套叠时，应注意以下几点：①肠套叠多见于婴幼儿，特别是 4 个月至 2 岁的儿童，因此在这一年龄段出现急性腹痛、呕吐和便血时应高度怀疑；②肠套叠的典型临床表现是间歇性腹痛、呕吐和血便，但并非所有病例都会出现全部症状；③腹部触诊可能扪及腊肠样包块，这是肠套叠的重要体征之一；④腹部超声和空气灌肠是诊断肠套叠的常用影像学检查方法，但应注意其局限性和可能的并发症；⑤肠套叠若不及时治疗，可能导致肠坏死、穿孔等严重并发症，因此一旦确诊应尽快进行干预。

　　此外，还应注意，虽然肠套叠多见于婴幼儿，但成人也可能发生，特别是在合并肠道病变（如肿瘤、炎性肠病等）的情况下。因此，对任何年龄段出现急性腹痛、呕吐和（或）便血的患者，都应考虑到肠套叠的可能性。

（三）典型病例

病例 1：患者，男性，6 岁 1 个月，主诉腹痛半天，呈阵发性，脐周为主、呕吐 1 次。查体右侧中下腹部包块，明显压痛、无反跳痛和肌紧张等，肝浊音界存在。既往无异常（图 2-1-22）。

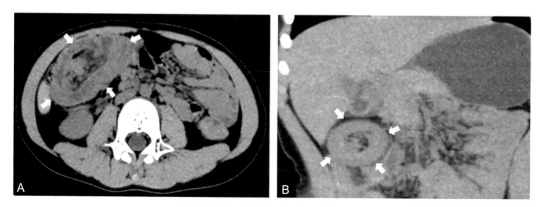

图 2-1-22 肠套叠（回肠 - 结肠型）

A. CT 平扫轴位示右腹局部见"靶环"征，回肠及其相应的肠系膜套入邻近结肠肠管内；B. CT 平扫冠状位示右腹部见"同心圆"征

病例 2：患者，女性，63 岁，主诉腹痛伴停止排气、排便 13 天余。查体腹软，脐周及左侧腹部压痛，无反跳痛，胰区及肝区叩诊阴性，墨菲征阴性，肠鸣音正常存在。既往无异常（图 2-1-23）。

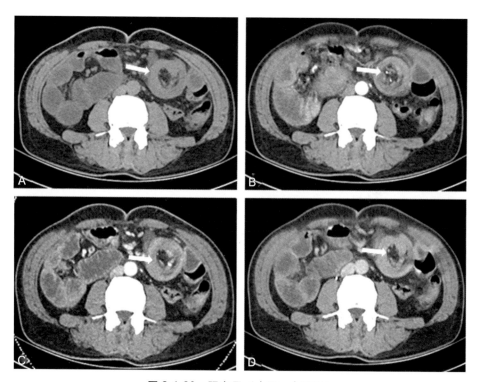

图 2-1-23 肠套叠（小肠 - 小肠型）

A. CT 平扫轴位示左腹部见"靶环"征（箭头），空肠及其相应的肠系膜套入邻近肠管内；B ～ D. CT 增强扫描见"同心圆"征，中央为肠系膜及血管（箭头）

病例 3：患者，男性，78 岁，主诉腹痛 10 天，加重 3 天。查体腹软，全腹叩诊鼓音，右上腹、剑突下压痛、无反跳痛，肠鸣音正常存在（图 2-1-24）。

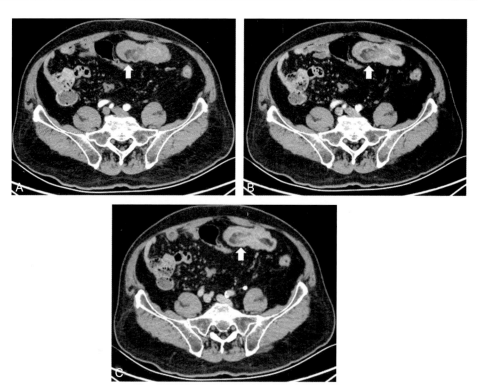

图 2-1-24　肠套叠（小肠 - 小肠型）

A ～ C.CT 增强轴位示左侧盆腔小肠局部增粗，呈"腊肠"样改变，可见肠管及其相应的肠系膜套入邻近肠管内

（四）诊断报告中应提示的内容

（1）是否存在肠套叠。

（2）肠套叠的位置及范围。

（3）寻找并提示肠套叠的可能原因，如肠道肿瘤、肠道先天异常、肠蠕动异常等。

（4）有无并发症出现，如肠梗阻、肠坏死、腹膜炎等。

（五）临床医师需要了解的内容

（1）肠套叠的诊断应首选空气灌肠 X 线透视检查，该检查方法对于明确有无肠套叠及套叠位置具有较高的敏感性，还可以同时进行肠套叠的复位。

（2）肠套叠在影像学上的表现可能因个体差异和病程阶段而有所不同，因此需要结合临床症状和体征进行综合判断。

（3）明确肠套叠是否合并其他肠道疾病，如肠道肿瘤、炎性肠病等；注意观察并预防可能的肠套叠并发症，如肠梗阻、肠坏死等。

（赵保根）

四、乙状结肠扭转

（一）临床特征

1.概述

（1）乙状结肠扭转是指乙状结肠在其系膜固定点处发生旋转，导致乙状结肠的血流受到影响，造成肠道部分或完全阻塞。该病症可引发肠壁缺血、坏死甚至肠穿孔等严重并发症。

(2) 乙状结肠扭转可在不同年龄段发生，但在老年人中更为常见，男女发病率比约为3：1。大多数病例发生于存在便秘和肠道气体积聚的个体中。乙状结肠扭转可以是原发性的，也可能继发于腹部手术、肠道肿瘤或腹腔内其他病变。根据扭转的严重程度和病程进展，可分为急性和慢性乙状结肠扭转。

2. 临床表现 乙状结肠扭转通常急性发作，表现为持续性或间歇性的腹痛，腹痛通常集中在下腹部。腹痛常伴有腹部膨胀和便秘，患者可能出现呕吐，尤其是含有胆汁的呕吐物。随着病情进展，腹部触诊可能发现腹部有明显的压痛和肿块，有时可触及"肠道肿块"。临床上常见的诱因包括长期便秘、腹部手术史和其他腹腔疾病等。

（二）影像学表现

1. X 线平片 结肠扩张，明显的气 - 液平面；乙状结肠明显扩张，并呈"咖啡豆"样表现（图 2-1-25）。

2. 钡剂灌肠 钡剂在直肠 - 乙状结肠交接部通过受阻，钡剂尖端呈"鸟嘴"样改变。

3. CT 扫描 定位像与腹部卧位 X 线平片表现相仿，均可以见到乙状结肠明显扩张，其近段结肠肠腔明显积气、扩张，部分病例直肠内未见明显气体影。

"漩涡"征这一表现最多见，肠系膜血管"漩涡"征诊断肠扭转的敏感度较高，用"交叉"征来评估乙状结肠扭转的程度（图 2-1-26）。

增强 CT 扫描有助于评估乙状结肠扭转对肠系膜血管的压迫情况，以及肠壁是否存在淤血、水肿和坏死等（图 2-1-26）。

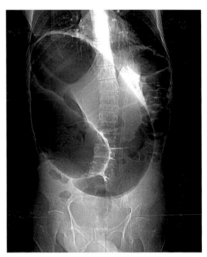

图 2-1-25 乙状结肠扩张，"咖啡豆"样表现，其近端结肠扩张、积气

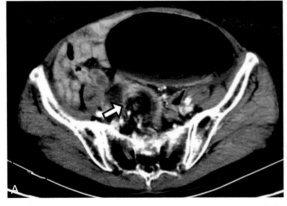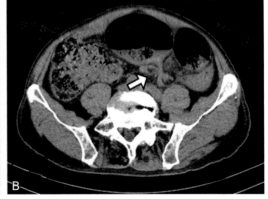

图 2-1-26 乙状结肠扭转 CT 图像

A. 乙状结肠扩张，肠系膜可见"漩涡征"（箭头）；B. 乙状结肠肠管可见"十字交叉征"（箭头）

⭐ **小贴士**

在诊断乙状结肠扭转时，需考虑到老年人群体中的便秘问题和腹部气体积聚情况，这些是乙状结肠扭转的常见诱因。典型的临床表现包括下腹部的持续性腹痛、腹部膨胀、便秘和呕吐，但并非所有患者都表现出这些症状。尽早进行诊断和干预是关键，以避免严重并发症出现，如肠坏死和穿孔等。

（三）典型病例

病例 1：患者，男性，53 岁，因"腹痛、腹胀伴停止排气、排便 3 天"，腹膨隆，可见肠型及蠕动波；肠鸣音活跃，未闻及腹部血管杂音；腹部叩诊鼓音，移动性浊音阴性，全腹压痛，轻微肌紧张，反跳痛不明显，液波震颤阴性，肋下未触及肝脾，墨菲征阴性；既往口咽恶性肿瘤病史（图 2-1-27）。

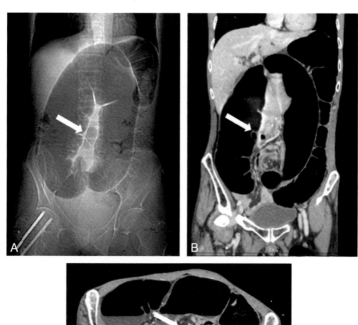

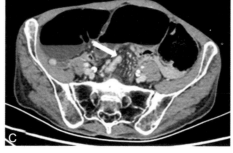

图 2-1-27 乙状结肠扭转

A.乙状结肠扩张，呈"咖啡豆"样表现（箭头）；B、C.CT 冠状位重建及平扫轴位示乙状结肠扩张，呈"咖啡豆"样表现（箭头），肠系膜见"漩涡征"（箭头）

病例 2：患者，女性，42 岁，腹痛、腹胀伴停止排气排便 1 天，腹痛为下腹部持续性胀痛，恶心呕吐 1 次，无胃内容物，量少，无发热、寒战（图 2-1-28）。

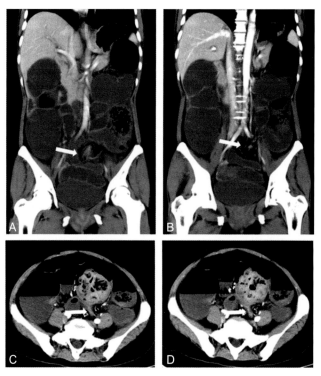

图 2-1-28　乙状结肠扭转

A、B. 冠状位 CT 重建显示结肠及小肠扩张积液，肠系膜"漩涡"征（箭头）；C、D. 乙状结肠扩张，扭转处可见"鸟嘴"征（箭头）

病例 3：患者，男性，81 岁，1 天无明显诱因出现腹痛、腹胀，伴恶心呕吐，呕吐物为胃内容物，停止排气排便，无发热，无胸痛胸闷（图 2-1-29）。

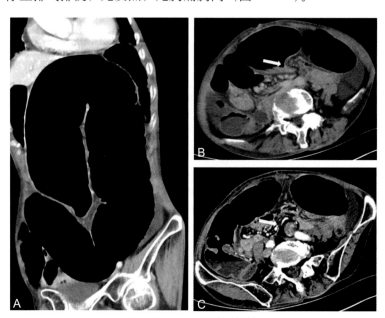

图 2-1-29　乙状结肠扭转

A. 冠状位重建显示乙状结肠扩张呈"倒 U"形；B. 乙状结肠扩张积气，扭转处肠管可见"鸟嘴"征（箭头）；C. 乙状结肠扭转处肠系膜可见"漩涡"征（箭头）

（四）诊断报告中应提示的内容

（1）是否存在乙状结肠扭转。

（2）寻找并提示乙状结肠扭转的可能原因，如长期便秘、腹部手术史和其他腹腔疾病等。

（3）有无并发症出现。

（五）临床医师需要了解的内容

（1）乙状结肠扭转的诊断可以选择腹部 X 线平片、钡剂灌肠及 CT 扫描。

（2）CT 扫描在乙状结肠扭转诊断方面较 X 线平片优势明显，且简单易操作，可为临床治疗提供详尽的影像学资料，结合 CT 增强扫描还可同时观察肠壁的血供情况，帮助判断肠缺血的程度及有无肠坏死。

（刘　斋）

五、消化道异物

（一）临床特征

1. 概述

（1）消化道异物是指嵌留于消化道内的、不能通过的外来物质，尖锐者可刺穿消化道的管壁全层发生消化道局部破裂，导致内容物流入胸腔或腹腔，进而引发纵隔或腹腔感染的一种急症，可造成纵隔气肿和（或）急性化脓性腹膜炎，甚至中毒性休克，如抢救不及时可危及患者生命。

（2）消化道异物多种多样，常见者为枣核、鱼刺、义齿、胃石、硬币等，临床上消化道异物的发生部位以食管的 3 个生理狭窄最常见，即食管入口、气管分叉水平和食管下端，如到达胃内，则向下运行的可能性较大，但幽门、十二指肠空肠连接处和回盲瓣仍可能为停留的部位。

2. 临床表现　消化道异物的临床表现多为患者吞食异物病史，起初临床症状不明显，随后可出现急性腹痛，腹痛部位与异物嵌顿部位相关，多位于上中腹部，部分患者伴有恶心、呕吐、腹胀。钝性异物常因引起吞咽梗阻感、作呕或因异物刺激导致患者频繁做吞咽动作引发食管穿孔。而尖锐状异物可直接刺穿消化道管壁引起便血，根据部位不同呈咖啡色或鲜血便。

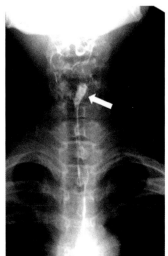

图 2-1-30　食管颈段挂钡试验阳性，提示食管颈段异物

（二）影像学表现

1. X 线钡剂造影　食管异物可选择钡剂或钡棉检查，受异物的大小、形态的影响往往容易产生假阴性，并且难以显示较小的消化道穿孔（图 2-1-30）。

2. CT 及 MRI 扫描　可以用于了解异物的位置、消化道管壁损伤、穿孔及周围组织的感染情况。

（1）消化道管壁损伤：CT 扫描显示消化道壁局部增厚、系膜的水肿和周围的渗出性改变（图 2-1-31），穿孔较小时不易显示连续性中断，穿孔较大时可显示消化道管壁局部不连续；MRI 扫描显示消化道管壁条状或梭形 T_1WI 低信号、T_2WI 高信号。

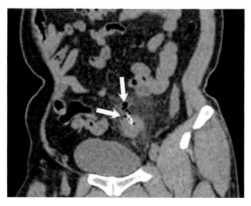

图 2-1-31　小肠异物伴穿孔，肠壁外积气

（2）消化道穿孔：CT 扫描显示消化道异物伴消化道外游离气体，穿孔大小取决于穿孔部位、异物形态及大小，伴发感染时可导致急性化脓性纵隔炎（图 2-1-32）或腹腔脓肿形成，脓肿在 MRI 扫描呈 T_1WI 低信号、T_2WI 高信号，增强时脓肿壁强化明显。

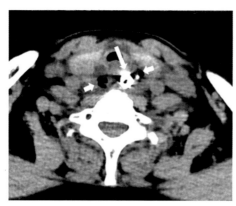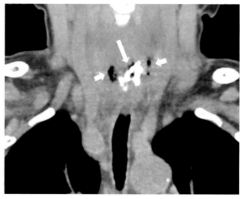

图 2-1-32　食管入口处异物穿孔（长箭头）伴食管周围积气（短箭头）

（3）消化道出血：CT 扫描可显示消化道管腔内及邻近脂肪间隙内密度较高的血肿；MRI 扫描可显示各期血肿的不同信号。

（4）消化道梗阻：小肠肠腔狭窄，异物横亘其中常会导致梗阻表现（图 2-1-33）。此外，肠管周围的炎性渗出导致肠管粘连，亦可引起肠梗阻。梗阻位于异物近端，CT 扫描可显示肠管扩张积液，可见多发气 - 液平面。

★ 小贴士

在 X 线及 CT 检查中应注意以下情况：①不透 X 线的异物多为金属性异物，呈特殊形态的高密度影。②枣核的典型表现为梭形高密度影，中央呈气体样低密度影，或者整体呈较密实高密度影。

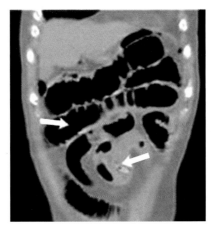

图 2-1-33 小肠异物伴近端小肠梗阻

（三）典型病例

病例 1：患者，女性，45 岁，主诉进食粽子后出现上腹部疼痛，伴恶心、呕吐，无腹胀、无肛门停止排气排便及便血（图 2-1-34）。

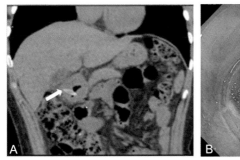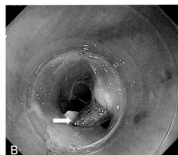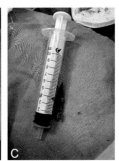

图 2-1-34 胃窦部异物（枣核）

A.上腹部 CT 冠状位重建示异物嵌顿于胃窦部；B.内镜可见嵌顿于胃窦部的异物；C.胃窦部异物取出后证实异物为枣核

病例 2：患者，男性，28 岁，主因摔倒时经肛门塞入异物 1 小时，异物长约 20cm，肛门处排出少量血便，为鲜红色（图 2-1-35）。

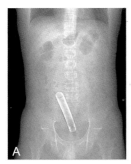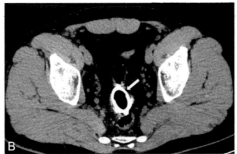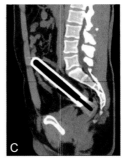

图 2-1-35 乙状结肠异物

A.CT 定位像示盆部投影区管状致密影；B.CT 平扫横断面示异物位于乙状结肠内；C.CT 矢状位重建示异物位于乙状结肠内

病例 3：患者，女性，69 岁，误食异物后出现间断腹痛 3 天，呈右下腹绞痛，同时伴腹胀、寒战（图 2-1-36）。

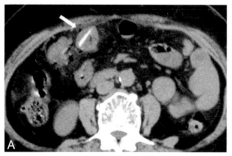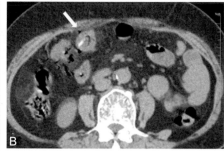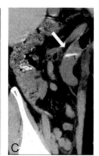

图 2-1-36　右下腹小肠异物伴穿孔

A. CT 平扫右下腹部小肠内条形致密影；B.CT 平扫横断面示小肠异物周围肠壁外积气；C. CT 斜矢状位重建示异物位于右下腹小肠肠管内

病例 4：患者，女性，15 岁，误吞服 2 片刀片 11 小时，稍觉咽部不适，无腹痛、腹胀、呕血及便血等（图 2-1-37）。

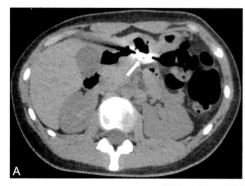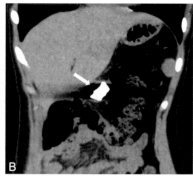

图 2-1-37　胃窦部异物

A. CT 平扫胃窦部条形致密影；B.CT 斜冠状位重建示异物位于胃窦部

（四）诊断报告中应提示的内容

（1）消化道异物的大小、形态及嵌顿的部位。

（2）有无消化道穿孔，穿孔的位置，异物与周围血管的关系。

（3）有无并发症出现，如急性化脓性纵隔炎或腹腔脓肿形成等。

（五）临床医师需要了解的内容

（1）消化道异物伴穿孔患者应首选CT扫描，其比X线检查更容易发现异物的具体位置，穿孔后引起消化道周围及纵隔内的游离气体，部分情况下还可以看到消化道管壁的不连续，以明确穿孔的位置。

（2）消化道异物伴穿孔不一定在影像学上都可以看到周围游离气体。

（3）明确消化道异物穿孔是否合并消化道周围大血管的损伤。

（4）明确有无消化道穿孔并发症的出现。

（董强强）

六、急性胆道梗阻

(一)临床特征

1.概述

(1)急性胆道梗阻是指由各种原因引起胆管管腔狭窄或阻塞导致胆汁排出不畅或完全受阻、以出现梗阻性黄疸为主要表现的常见胆道疾病。梗阻可以发生在包括肝内胆管、肝左管、肝右管、肝总管和胆总管在内的任何部位。如不及时治疗,这种阻塞会引起严重的并发症,包括严重感染,甚至危及生命。

(2)急性胆道梗阻常见的病因有胆道结石、肿瘤、炎症、创伤和寄生虫等,临床上以胆道结石和肿瘤最多见,引起胆道梗阻的肿瘤性病变以胆管癌和胰头癌最常见。

2.临床表现　急性胆道梗阻主要表现为逐渐加深的黄疸,伴皮肤瘙痒,胆囊增大,有时右上腹可触及肿块。不同病因所致的急性胆道梗阻临床表现有所不同。恶性肿瘤除有进行性黄疸外,还可伴有消瘦、贫血等症状;胆管结石较小不影响胆汁排泄时可不伴黄疸,胆管结石较大阻塞胆管使胆汁排出受阻时出现梗阻性黄疸,并可伴有腹痛、发热等症状;结石和胆管慢性炎症可有腹痛、黄疸和胆道感染反复发作。

(二)影像学表现

CT 和 MRI 扫描对发现急性胆道梗阻及明确病因诊断有重要的价值,其影像学特征:

(1)胆道内结石、胆道或周围结构软组织占位和胆管壁增厚,这是急性胆道梗阻病因的直接影像学表现。胆道内结石 CT 扫描多表现为结节状高密度影;MRI 扫描 T_1WI 序列上表现为等 / 稍高 / 稍低信号,这与胆结石成分相关,T_2WI 序列上多表现为低信号,扩张的胆管下段出现边缘光滑的杯口状充盈缺损。肿瘤表现为肝门或胆管、胰头软组织占位,导致胆管狭窄或阻塞,增强扫描可有强化。胆管炎和肿瘤都可导致胆管壁增厚,胆管梗阻(图 2-1-38)。

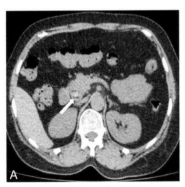
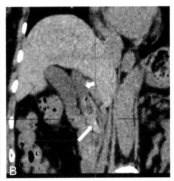
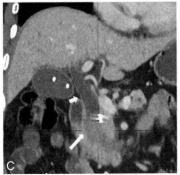

图 2-1-38　A.轴位示胆总管下段结石;B.冠状位示胆总管下段结石(长箭头)致胆总管扩张(短箭头);C.胰头占位(长箭头),增强扫描门脉期呈稍低强化,局部金属标记植入术后、胆囊置管术后,其以上胆管系统扩张(短箭头)

（2）胆管扩张、胆囊增大：由于胆道的梗阻，在梗阻点以上的胆道内胆汁排出受阻、潴留，从而导致梗阻点以上胆道扩张。若梗阻点在胆囊管以下或胆囊颈管同时伴有其他原因的梗阻，可同时伴有胆囊增大（图 2-1-39）；若梗阻点在胆囊管以上，胆囊大小可正常。

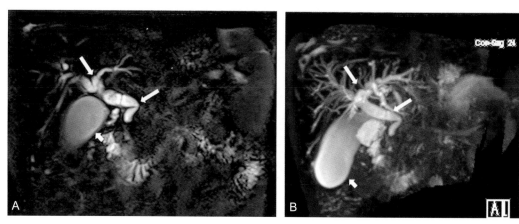

图 2-1-39　A、B. MRCP 示肝内外胆管扩张（长箭头），胆囊增大（短箭头）

⭐ **小贴士**

　　CT 和 MRI 扫描能明确显示胆管扩张程度，并对急性胆管扩张的病因诊断具有重要的价值。

1）肝内胆管扩张分度

a. 正常：一般不能显示，如能显示，其管径 ≤ 0.3cm。

b. 轻度扩张：管径 ≤ 0.5cm。

c. 中度扩张：0.5cm ＜管径 ≤ 0.9cm。

d. 重度扩张：管径 ＞ 0.9cm。

e. 正常肝总管内径 0.4 ～ 0.6cm；胆总管内径 0.6 ～ 0.8cm。

2）临床将胆管梗阻部位分为 4 段

a. 肝门段：肝左管、肝右管和肝总管段。

b. 胰上段：为进入胰腺之前的胆总管段。

c. 胰腺段：为穿过胰腺组织的胆总管段。

d. 壶腹段：胰腺段以下的胆总管段。

3）急性胆道梗阻的部位判断要点

a. 肝门段胆管梗阻：肝内胆管扩张，胆总管不扩张，胆囊不大。

b. 胰腺上段胆管梗阻：胆总管扩张未达胰腺组织内，胆囊增大。

c. 胰腺段胆管梗阻：扩张的胆总管有胰腺组织包绕。

d. 壶腹部胆管梗阻：胆总管和胰管同时扩张，出现"双管"征。

4）胆管梗阻主要原因判断要点

a. 恶性肿瘤性梗阻：病因多为肝内外胆管癌、胰头癌，胆管扩张呈软藤状，扩张程度较重时，呈偏心性或向心性狭窄或见软组织占位。

b.胆管结石梗阻：胆管下端呈边缘光滑的杯口状充盈缺损，扩张的胆管壁较光整。

c.胆管炎性梗阻：胆管的炎性狭窄范围一般较长，管腔由粗到细逐渐变窄，呈鼠尾状。

（三）典型病例

病例1：患者，男性，70岁，间断上腹部疼痛加重4天，向肩背部放射。无恶心、呕吐。无发热。曾有尿液赤黄。查体皮肤巩膜黄染。腹平坦，未见胃肠型及蠕动波，未见腹壁静脉曲张，未见皮肤色素沉着，腹软，无压痛、反跳痛及肌紧张（图2-1-40）。

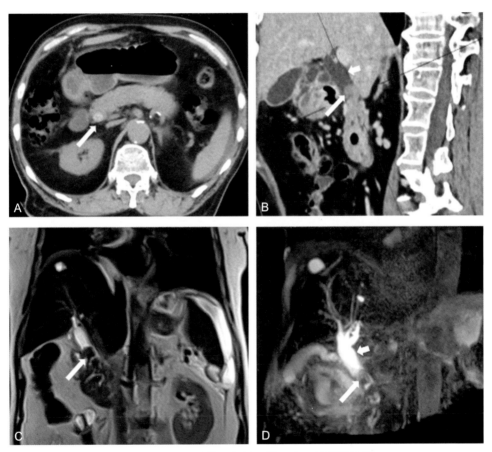

图2-1-40 胆总管下段结石伴肝内、外胆管扩张

A.轴位CT平扫示胆总管下段结石，呈高密度影；B.斜矢状位CT增强扫描门静脉期，胆总管下段结石（长箭头），其以上胆总管扩张（短箭头）；C.MRI冠状位T_2WI，胆总管下段多发结石（长箭头），呈低信号；D.MRCP示胆总管下段多发结石（长箭头），呈结节状低信号，肝内、外胆管扩张（短箭头）

病例2：患者，男性，64岁，腹胀、间断烧心、乏力及食欲缺乏，近10天出现全身皮肤瘙痒（图2-1-41）。

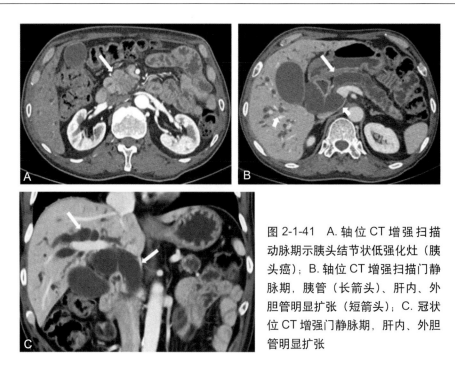

图 2-1-41   A. 轴位 CT 增强扫描动脉期示胰头结节状低强化灶（胰头癌）；B. 轴位 CT 增强扫描门静脉期，胰管（长箭头）、肝内、外胆管明显扩张（短箭头）；C. 冠状位 CT 增强门静脉期，肝内、外胆管明显扩张

病例 3：患者，女性，74 岁，发现黄疸、小便颜色发黄（图 2-1-42）。

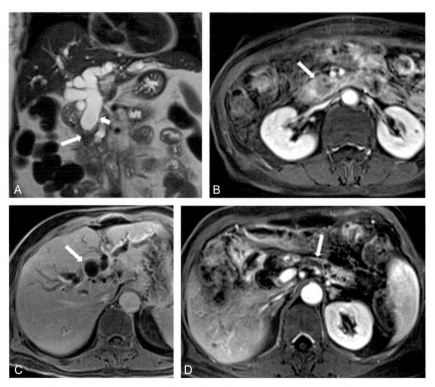

图 2-1-42   A. 冠状位 MRI T_2WI 示肝内、外胆管扩张（短箭头），胆总管下段变窄呈等 T_2 信号（长箭头）；B. 轴位 MRI 增强扫描门静脉期，胰头区结节状低强化灶（胰头癌）；C. 轴位 MRI 增强门静脉期，肝内胆管明显扩张；D. 轴位 MRI 增强扫描门静脉期，胰管明显扩张

（四）诊断报告中应提示的内容

（1）有无胆道梗阻。

（2）胆道梗阻的部位。

（3）胆道梗阻的病因，结石所致、肿瘤所致、炎症所致等。

（4）有无并发症出现，如胆管炎、转移瘤等。

（五）临床医师需要了解的内容

（1）急性胆道梗阻首选 CT 扫描，其能准确发现有无胆道梗阻，并能清晰观察梗阻的部位和大部分梗阻的病因，对于怀疑肿瘤所致的梗阻应同时行 CT 平扫和增强扫描。

（2）对于 CT 扫描难以确定的肿瘤性病变，MRI 平扫和增强扫描因具有较高的软组织分辨率，因此对于病变的定性诊断具有重要价值。

（3）PET/CT 对发现肿瘤性病变和转移灶具有较高的敏感性。

（王 宁）

七、急性化脓性胆囊炎伴穿孔

（一）临床特征

1. 概述

（1）急性化脓性胆囊炎是由细菌感染引起的胆囊炎症，通常伴有脓液形成。感染通常是由于胆道阻塞（如结石）导致胆汁淤积，从而引发感染。胆囊穿孔是指胆囊壁因炎症、脓肿或其他原因破裂，导致胆汁及脓液泄漏到腹腔中。

（2）胆囊穿孔是急性化脓性胆囊炎的严重并发症之一，常合并胆囊结石。当胆囊管梗阻或伴有急性胆囊炎时，囊内压力升高，引起胆囊壁的血液循环障碍，胆囊壁坏疽导致穿孔，多数穿孔发生在胆囊底部，而颈部、体部次之。穿孔会引发腹膜炎，可能导致严重的腹腔感染和败血症。

2. 临床表现 急性化脓性胆囊炎伴穿孔的临床表现为持续性腹痛、绞痛、高热持续不退、黄疸加深和腹部有压痛及反跳痛。胆囊穿孔后由于周围组织的包裹而形成局部的脓肿和积液，病情比较局限，只出现右上腹部的疼痛，无其他明显的症状，查体可以在右上腹触及肿块，并有压痛，同时可触及肿大的胆囊。查体还可以发现明确的局部腹膜炎体征，如压痛、反跳痛及肌紧张。当形成化脓性腹膜炎时，就会出现全腹的压痛、反跳痛及板状腹。

（二）影像学表现

CT 扫描 在影像学检查中，CT 扫描对评估和诊断急性化脓性胆囊炎伴穿孔至关重要，常表现为以下影像学特征。

（1）在某些情况下，CT 扫描可直接显示胆囊壁缺损，这是急性化脓性胆囊炎伴穿孔的直接证据，对于明确诊断具有重要意义（图 2-1-43）。

（2）腹水：由于穿孔后胆汁流入腹腔所致，炎症反应导致腹腔内的毛细血管通透性增加，进一步促进液体从血管进入腹腔形成腹水。在 CT 图像上表现为腹腔内游离低密度液体影。

（3）周围脓肿形成：由于穿孔后胆汁流入腹腔引起消化性及细菌性腹膜炎所致，胆囊内的细菌感染导致局部炎症反应和脓液积聚，并包裹形成脓肿，在 CT 图像上表现为腹腔内低密度影，增强扫描可见环形强化。

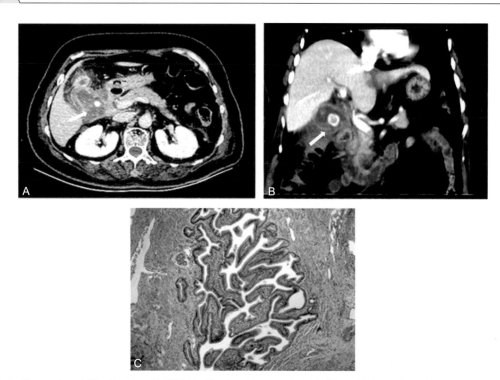

图 2-1-43　患者，女性，74 岁，CT 增强扫描（A、B）示胆囊后壁缺损（箭头），内见结石影，周围脓肿、腹水形成，病理（C）可见破碎胆囊组织

（4）腹膜炎：胆囊穿孔后，泄漏的脓液和胆汁刺激腹膜，引发急性腹膜炎。在 CT 图像上表现为腹腔内肠系膜间隙模糊、渗出。

（三）典型病例

病例 1：患者，女性，37 岁，主诉上腹部 5 天，发热 2 天入院。患者于 5 天前出现上腹部疼痛，可耐受，无放射痛，无恶心、呕吐，无胸闷、气短，以胃病治疗效果不佳，疼痛逐渐加重，无法耐受，2 天前出现发热，最高 39℃。查体右上腹压痛明显，反跳痛、肌紧张呈板状，肝浊音界消失。既往体健（图 2-1-44）。

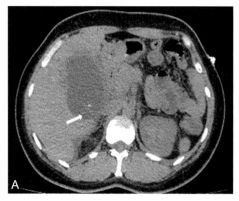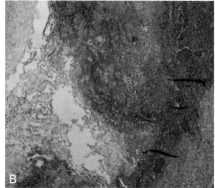

图 2-1-44　急性化脓性胆囊炎伴穿孔

A. CT 平扫示胆囊壁增厚、毛糙，后壁缺损（箭头），内见结石影；B. 术中病理证实胆囊穿孔

病例 2：患者，女性，55 岁，右上腹疼痛不适 1 个月加重 2 天，发热伴恶心、呕吐，查体右上腹压痛、反跳痛，墨菲征阳性（图 2-1-45）。

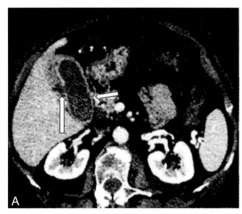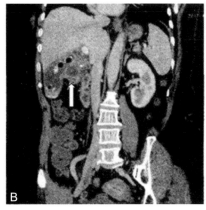

图 2-1-45　胆囊炎伴穿孔

A. 胆囊体部右侧壁破口（长箭头），破口断端胆囊壁增厚，破口外缘见三角形积液与胆囊腔相通，密度与胆囊腔胆汁密度相同，胆囊与肝脏间见高密度影即脓肿。胆囊体部左侧壁可见胆囊壁不连续，可见积液线（短箭头）；B. "堰塞湖"征，胆囊腔内多发结石，体部小破口，破口外缘见类圆形积液被脓肿包裹形成湖状（箭头）

（四）诊断报告中应提示的内容

（1）有无急性化脓性胆囊炎。

（2）胆囊壁是否连续。

（3）穿孔的位置。

（4）有无并发症出现，如腹腔脓肿、腹膜炎和腹水等。

（五）临床医师需要了解的内容

（1）急性化脓性胆囊炎伴穿孔应首选 CT 扫描，其比其他检查更容易发现腹腔及胆囊周围的情况，部分情况下 CT 平扫加增强扫描还可显示胆囊壁的不连续，以明确穿孔的位置。

（2）明确急性化脓性胆囊炎伴穿孔是否合并胆囊、胆道肿瘤的存在。

（3）明确有无急性化脓性胆囊炎伴穿孔的并发症出现。

（耿立娜）

八、肝破裂出血

（一）临床特征

1. 概述

（1）肝损伤是仅次于脾损伤的常见腹部损伤。由于肝体积大、质地脆弱，以及血供丰富、结构和功能复杂，发生损伤后破裂出血通常伤情较重，死亡率高于其他器官损伤。

（2）上腹部开放性和闭合性的外伤常为直接原因。开放性肝损伤多为锐性暴力如刀伤、枪伤所致。闭合性肝损伤多为钝性暴力如拳击、严重挤压伤等所致。其他疾病如肝肿瘤、囊肿等也可自发性破裂。

2. 临床表现　肝破裂出血临床表现为右上腹或全腹疼痛，腹腔穿刺抽出不凝血，血液外溢后出现腹膜刺激征及休克等。

（二）影像学表现

1. X 线平片

（1）肝影增大，胆囊三角消失，肝下缘模糊不清。

（2）结肠肝曲被压向下方移位。

（3）腹腔内液体积存征象。

（4）有时可见右下胸部肋骨骨折，胸腔积液，气胸或皮下气肿。

2. CT 扫描

（1）肝包膜下血肿：呈新月形或双凸形，其边缘清晰。当为急性血肿时 CT 值可略高于或近似于肝实质，这时应采用窄窗宽图像观察。血肿的 CT 值随时间推移而减低。增强扫描时，血肿不强化（图 2-1-46）。

（2）肝实质内血肿：呈圆形或椭圆形，偶尔呈星状病灶，为略高或等密度，增强不强化，随时间推移而密度减低并缩小（图 2-1-47）。

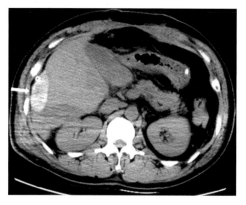 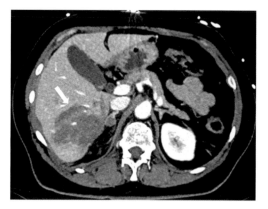

图 2-1-46　肝包膜下血肿　　　　　　　　　　图 2-1-47　肝内血肿

（3）肝内单一撕裂：单一撕裂可见不规则窄带样的低密度，其边缘模糊，同样随时间推移变清晰（图 2-1-48）。

（4）肝内多发性撕裂（粉碎性肝破裂）：肝内多发不规则线样或分支状低密度影，边缘模糊，呈"熊爪"状，此病情严重，腹腔大量出血，疾病早期即可出现休克（图 2-1-49）。

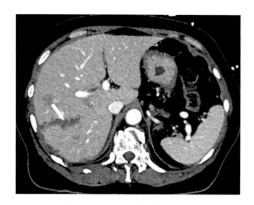 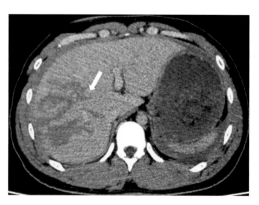

图 2-1-48　肝内单一撕裂　　　　　　　　　　图 2-1-49　肝内多发撕裂伤

当撕裂累及肝 S7 段即肝裸区时可出现下腔静脉周围的腹膜后血肿和肾上腺血肿。

⭐ **小贴士**

　　门静脉"周围轨迹"征为门静脉及其分支周围有管状低密度影，肝损伤时出现率达 62%，是门静脉出血所致，也可能为门静脉周围淋巴回流不畅所致（图 2-1-50）。

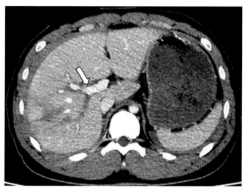

图 2-1-50　门静脉"周围轨迹"征

　　肝损伤可并发血肿、胆瘘、胆汁瘤、肝脓肿和假性动脉瘤等并发症，因常见于位置较深的肝脏破裂，考虑与胆管及肝内大血管损伤有关。

（三）典型病例

　　病例 1：患者，女性，41 岁，6 小时前骑电动车时不慎被其他车辆撞击，具体受伤机制不详，右胸、腹部疼痛（图 2-1-51）。

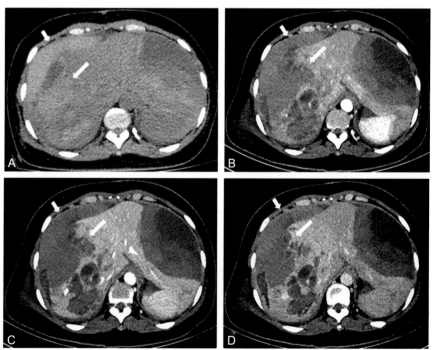

图 2-1-51　肝破裂伴肝内血肿（长箭头）、肝被膜下血肿（短箭头）

A ～ D.CT 平扫及增强扫描示肝周及肝内异常密度、增强扫描未强化

病例 2：患者，男性，20 岁，4 小时前骑电车被汽车撞伤，致昏迷及颌面部出血，清醒后诉右上腹疼痛，查体右上腹压痛、反跳痛（图 2-1-52）。

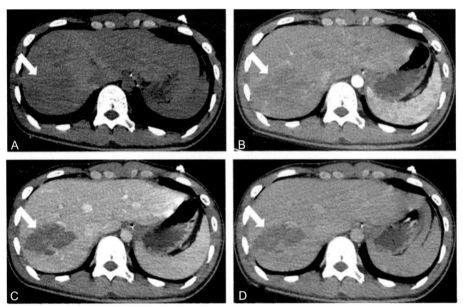

图 2-1-52　肝右叶血肿

A.CT 平扫示肝片状等 / 稍低密度影，边缘不清；B ～ D.CT 增强扫描肝右叶可见椭圆形低强化区，边缘欠清

病例 3：女性，30 岁，缘于 3 小时前车祸致外伤致头部、胸腹部及全身多处疼痛、右上腹疼痛为主，活动受限（图 2-1-53）。

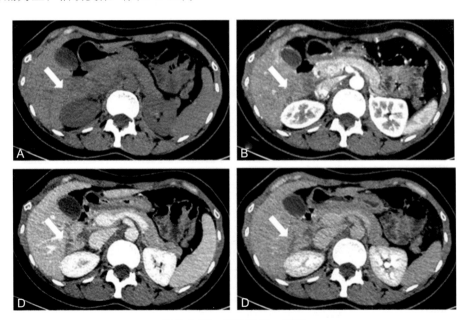

图 2-1-53　肝右叶单一撕裂

A.CT 平扫肝右叶局部密度欠均匀；B ～ D.CT 增强扫描示肝右叶后段条状低强化影，动脉期至平衡期逐渐显示清晰，腹腔未见积血

（四）诊断报告中应提示内容

肝损伤的部位、类型、包膜下/肝实质内血肿的直径、撕裂深度、是否损伤血管、是否有活动性出血和是否合并其他器官损伤等。

（五）临床医师需要了解的内容

（1）CT扫描因具有很高的敏感度和特异度是诊断肝损伤的首选检查。

（2）对于肝周血肿及腹腔积血而肝内损伤征象不明显的患者和单一撕裂者，必须行CT增强扫描，以明确诊断，同时CT增强检查可显示血管是否损伤及是否存在活动性出血等。

（洪俐超）

九、脾破裂出血

（一）临床特征

1. 概述

（1）脾破裂（rupture of spleen）分为由脾受外界暴力所致的外伤性脾破裂和脾自身疾病所致脾破裂出血的自发性脾破裂。根据破裂程度可分为真性破裂、中央型破裂和包膜下破裂。

（2）脾破裂是闭合性腹部急诊损伤中最严重、最多见的损伤之一，占整个腹部钝性损伤的20%～46%。

2. 临床表现 为腹部疼痛，左上腹为主。脾破裂出血会出现腹部压痛、反跳痛及肌紧张等腹膜刺激征象，病情与出血量及出血速度有关，会引起贫血、血压降低等，并可以出现出血性休克。腹腔穿刺可以有不凝血抽出。

（二）影像学表现

1. X线平片 腹部X线平片一般无特异性，可表现为脾形态增大、密度不均匀，脾区可见大片状边缘模糊的软组织密度影，可出现左侧膈肌抬高。

2. CT扫描

（1）局限性包膜下积血：平扫为脾边缘弧形高密度影，高于脾实质，增强扫描积血未见强化，密度低于正常强化的脾组织（图2-1-54）。

（2）脾内血肿：平扫可见类圆形或斑片状高或稍高密度影，增强扫描血肿不强化，脾实质明显强化；如果破裂累及包膜，可观察到脾周围腹腔积血影像。

（3）单发脾撕裂：平扫可见模糊的窄条形低密度影，增强扫描脾内可见未强化条形低密度影。病变后期可表现为清晰光整的低密度影，类似于脾正常切迹（图2-1-55）。

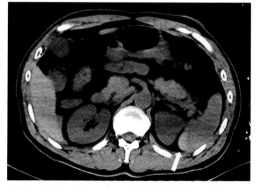
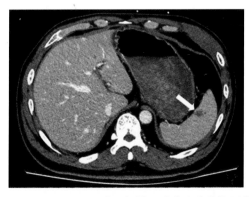

图2-1-54 CT平扫示脾脏内侧被膜下血肿　　**图2-1-55 CT增强扫描示脾内小片状撕裂伤**

（4）多发性脾撕裂：脾边缘不光整，可见多发片状或不规则高密度影或高低混杂密度影，形态不规则，边缘不光整，增强扫描显示清晰，呈未强化低密度影，并可见脾周围有积血（图2-1-56）。

（5）脾周血肿：是脾损伤的常见伴发征象，急性期CT平扫表现为脾周围条形高密度影，增强扫描无强化。

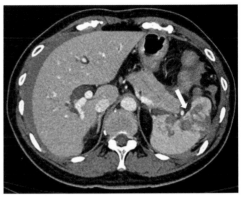

图2-1-56 CT增强扫描示脾脏多发撕裂伤

（三）典型病例

病例1：患者，男性，49岁，主诉外伤致多处疼痛约7小时，患者7小时前驾驶汽车时翻车后受伤，致腹部疼痛，患者意识模糊，精神差（图2-1-57）。

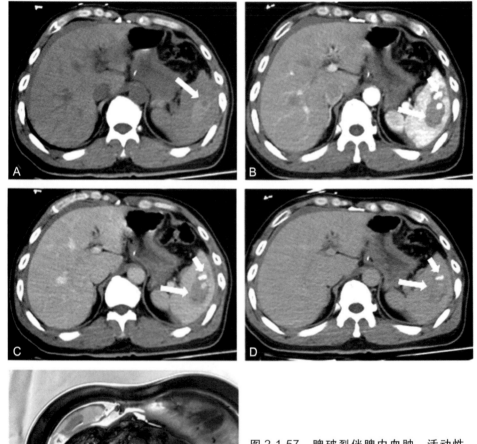

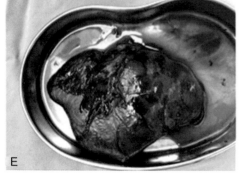

图2-1-57 脾破裂伴脾内血肿、活动性出血

A～D.CT平扫及增强扫描示脾密度不均匀，脾破裂伴脾内血肿形成（长箭头），增强扫描可见造影剂漏出，提示活动性出血（短箭头）；E.术中证实脾破裂

病例 2：患者，男性，47 岁，主诉 2 天前骑电动车时磕伤，伤及左侧胸腹部，休息后未见好转，左侧季肋部轻度肿胀，局部皮肤青紫，压痛明显（图 2-1-58）。

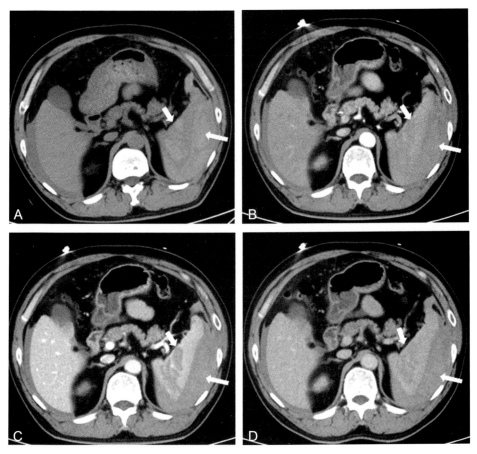

图 2-1-58　脾破裂伴脾周积血

A.CT 平扫示脾内密度不均匀减低（短箭头）及脾周稍高密度积血（长箭头）；B～D.CT 增强扫描脾内见不规则低强化区（短箭头），示脾破裂，脾周条形积血、未见强化（长箭头）

病例 3：患者、男性，55 岁，6 小时前被拉土车倒车挤压左侧胸腹部，左侧胸壁及左腹部疼痛，伴憋喘、呼吸困难（图 2-1-59）。

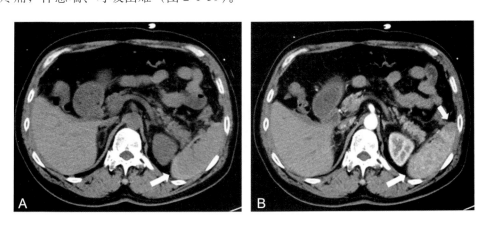

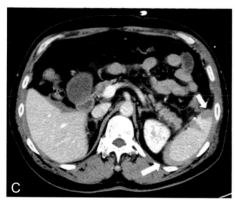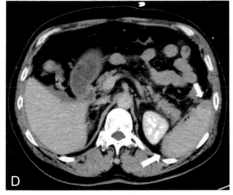

图 2-1-59 脾破裂伴被膜下血肿

A.CT 平扫脾后缘可见弧形高密度血肿影（箭头）；B ~ D.CT 增强扫描示脾前缘可见斑片状低强化区，示脾破裂（短箭头），脾后缘被膜下血肿未见强化（长箭头）

（四）诊断报告中应提示的内容

（1）脾挫裂伤损伤范围。

（2）有无脾血管的损伤，有无造影剂外渗，从而诊断是否有活动性出血。

（五）临床医师需要了解的内容

（1）在 CT 平扫图像上若未能显示脾撕裂的征象，如遇见腹腔积血和脾周血肿，则必须应用增强检查仔细评估是否有脾损伤。

（2）脾破裂患者应首选 CT 平扫加增强扫描，平扫与增强扫描联合检查，可以区别增强扫描中高密度影是否存在强化，从而了解其性质。

（3）明确脾破裂是否合并脾肿瘤的存在。

（孔美宝）

十、胰腺破裂出血

（一）临床特征

1. 概述

（1）胰腺破裂出血是指在外伤中正常的胰腺组织如被膜、胰腺实质甚至胰管发生了挫伤、撕裂甚至断裂并出血的一种急腹症。同时可伴有胰液外溢产生的继发性胰腺炎和周围肠管破裂，发生率高达 40%。胰腺破裂出血导致的死亡率为 10% ~ 30%。

（2）胰腺属于腹膜后位器官，横过 L_1 ~ L_2 前方，前缘毗邻空腔器官及韧带结构。胰腺损伤占腹部外伤性损伤的 3% ~ 5%；多由突然的外力撞击上腹部，将胰腺挤压在脊柱上，进而发生胰腺的损伤。胰腺损伤后胰蛋白酶原溢出至胰腺间质和胰周组织内被激活成胰蛋白酶，诱发胰腺充血、水肿、出血及坏死；较重的胰腺损伤后常继发胰瘘、腹腔感染和失血性休克等并发症。

2. 临床表现

（1）具有"方向盘损伤、高空坠落伤"等高危损伤的病史。

（2）临床表现多不典型，主诉腹痛（78.5%）、腹部压痛（79.5%，多呈弥漫性）、反跳痛（9.9%）和腹部瘀斑（34.6%），可伴有恶心、呕吐及胸部疼痛等。

（3）血清胰酶值升高需警惕胰腺的隐匿性损伤，但不足以诊断，重视初期数小时内出现的胰酶值变化，可能会提高胰腺损伤的早期诊断率。

（二）影像学表现

CT 扫描

（1）直接征象：胰腺肿大，平扫胰腺局部表现为稍低密度区或稍低 / 稍高混杂密度区、边缘模糊；CT 增强扫描胰腺实质内出现线状、裂隙样或片状低或稍低密度影，多数情况下边界模糊。当胰腺实质内的低密度区或混杂密度区超过胰腺宽度的 50% 时，提示存在胰管损伤。当 CT 动态增强扫描出现"碘斑"征提示活动性出血的同时，也提示可能存在胰管损伤（图 2-1-60）。

（2）间接征象：胰腺损伤时表现为胰周脂肪间隙模糊，胰周、小网膜囊、腹膜腔和结肠旁间隙内积液，肾前筋膜增厚，胰周和网膜囊内血肿，应激性胸腔积液等；当胰周脂肪间隙模糊及积液出现时需要重视（图 2-1-60）。

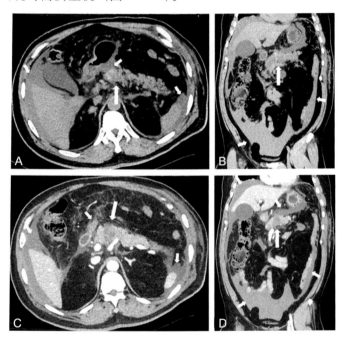

图 2-1-60　A、B. CT 平扫轴位像及冠状位像，胰颈区见稍高 / 稍低混杂密度影（长箭头），周围脂肪间隙模糊，胰腺头颈周围、肝脾周围及盆腔见积液（短箭头）；C、D. 腹部 CT 增强扫描：胰腺头颈区见不规则带状稍低密度区（长箭头），边界略模糊，不规则带状稍低密度区超过胰腺宽度的 50%，提示有胰管损伤，同时伴有较多腹、盆腔积液（短箭头）

⭐ **小贴士**

CT 平扫加增强扫描在检查中应注意下述几种情况：①腹部创伤中首次评估胰腺损伤时，其诊断敏感度为 47%～79%，特异度为 90%～95%。若最初 CT 扫描结果显示正常，但在受伤 6 小时后出现血清脂肪酶或血清淀粉酶升高或患者腹痛加重，应考虑进一步行影像学检查。②注意胰腺周围器官和组织如肝、脾、肠管及血管等有无损伤征象。③当胰腺周围脂肪间隙模糊、左肾前筋膜增厚时就要引起注意，避免漏诊，但也需要与非外伤性急性胰腺炎相鉴别；当损伤范围大于等于胰腺宽度 50% 时，易诱发严重相关并发症。

（三）典型病例

病例 1：患儿，男性，11 岁，约 5 小时前在学校不慎摔倒，当时患儿腹部撞击于花池边缘，伤后患者即感腹部剧烈疼痛，无恶心、呕吐，无心慌、胸闷和气短，无黄疸、黑粪和血尿，腹部呈持续性钝痛。查体：腹部略膨隆，未见胃肠型及蠕动波，全腹压痛、反跳痛及腹肌紧张，墨菲征阴性，肠鸣音减弱。诊断性腹腔穿刺可抽出大量不凝血（图 2-1-61）。

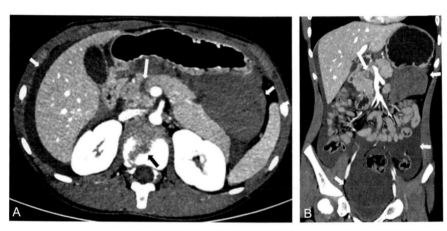

图 2-1-61　胰腺撕裂伴出血

腹部 CT 增强（静脉期）轴位像（A）、冠状位像（B）示：胰腺头部见弧形带状撕裂伤（长白箭头），边界比较清晰，损伤范围超过胰腺宽度的 50%；小网膜囊内见积液 / 积血，胰尾部、肝周及盆腔见积液 / 积血（短白箭头）；图 A 轴位还显示胰腺体部小裂隙状撕裂伤，相邻腰椎骨折（黑箭头）

病例 2：患者，男性，32 岁，6 小时前发生车祸后出现胸腹部疼痛，查体：胸廓挤压试验阳性，腹平坦，全腹压痛、反跳痛及肌紧张，行腹部 CT 平扫可疑胰腺损伤，1 天后症状加重，复查行 CT 增强扫描（图 2-1-62）。

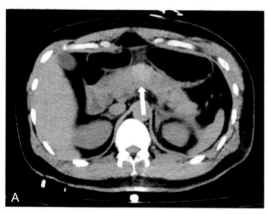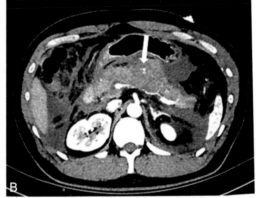

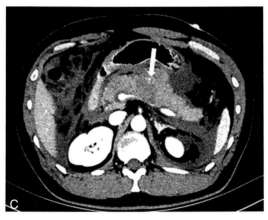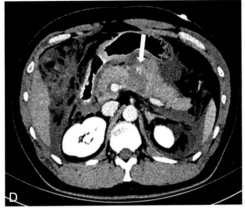

图 2-1-62　胰腺体部撕裂伴少量活动性出血

A.CT 平扫胰腺体部可见类圆形稍高密度影；B ～ D.CT 增强扫描动脉期、门静脉期、平衡期，胰腺体部增粗并见类圆形低强化区，较 1 天前 CT 平扫时范围增大，其内见斑点状高密度影（箭头），斑点状高密度影自动脉期至平衡期范围逐渐扩大、密度增高，即"碘斑"征，提示活动性出血；腹腔、小网膜囊（胰胃间隙）及腹膜后间隙（肾前缘）可见较多液性密度

（四）诊断报告中应提示的内容

（1）有无胰腺损伤的直接征象和间接征象。

（2）胰腺损伤的位置（如胰腺头部、体部或尾部）。

（3）胰腺周围组织器官情况（胰腺周围渗出、器官损伤和血管损伤等）。

（五）临床医师需要了解的内容

（1）胰腺破裂出血检查应首选 CT 平扫加增强扫描；超声检查因容易受肠气干扰精度不足；MRI 扫描时间较长，且患者的呼吸状况及肠气均有一定干扰，若患者状态满足 MRI 扫描条件，MRCP 是胰胆管无创成像的主要方式。当怀疑存在十二指肠破裂时，禁止 ERCP 检查。

（2）首次腹部 CT 平扫加增强扫描表现为阴性，并不能排除胰腺损伤。

（3）当损伤大于胰腺宽度的 50% 时，患者病情更易出现恶化。

（刘占辉）

十一、外伤性肠破裂

（一）临床特征

1. 概述

（1）外伤性肠破裂是指由于外力作用导致肠道壁发生破裂，使肠内容物进入腹腔引起感染和炎症反应的一种疾病。肠道损伤以小肠多见，最常累及的部位是空肠近端 [近十二指肠悬韧带（ligament of treitz）] 和回肠末端（近回盲瓣）。

（2）最常见的病因是机动车碰撞、高处坠落、攻击和运动事故，发生机制主要有减速、外部压迫和挤压损伤。肠管破裂常伴有肠系膜损伤。

2. 临床表现　外伤性肠破裂的症状和体征多种多样，常见的包括：

（1）腹痛，多为剧烈的持续性腹痛，可放射至腰部或腹股沟区域。

（2）恶心、呕吐，由于肠道破裂后肠内容物进入腹腔，刺激腹膜引起恶心、呕吐等症状。

（3）腹泻或便秘，由于肠道破裂后肠内容物不能正常排出，可导致腹泻或便秘等症状。

（4）发热，由于腹腔内感染和炎症反应的存在，可导致体温升高。

（5）其他症状，如腹胀、腹部压痛，肠鸣音减弱或消失等。

（二）影像学表现

CT 扫描

（1）肠壁中断或局部缺损：肠壁不连续是肠道损伤的最直接征象，但敏感度低。肠壁连续性中断处即为肠道损伤的确切部位，但由于肠管破口常较小、肠壁痉挛或黏膜外翻、凝血块或食物残渣等堵塞破口，CT 扫描常难以明确显示肠壁缺损。"截断征"（cut-off sign）和"两面神征"（Janus sign）见于肠壁完全横断伤（图 2-1-63）。

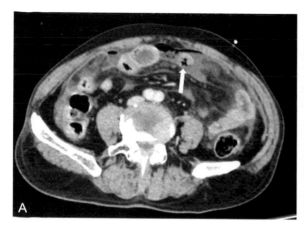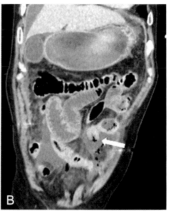

图 2-1-63　患者，男性，71 岁，从梯子上摔下，伤及腹部。腹部 CT 增强示空肠局部完全断裂，呈"截断"征

（2）肠腔内容物外溢：表明存在肠道穿孔，其特异度为 100%。肠腔内容物，如气体、液体和粪便等，外溢至腹腔或腹膜后，常伴发邻近肠系膜的改变，如肠系膜脂肪密度增高。若口服造影剂，则高密度造影剂溢出肠腔并积聚于损伤肠管周围、腹腔内或腹膜后间隙。腹膜后发现口服造影剂外溢是诊断腹膜后肠道损伤的特征性征象。但是，目前不再推荐口服造影剂应用于空腔器官损伤的急诊 CT 检查。

（3）与肠道损伤相关的其他表现还包括肠壁增厚、肠壁异常强化、肠系膜脂肪浸润及腹腔或腹膜后的游离液体等。肠壁节段性增厚，表明肠壁挫伤或血肿。较短节段肠壁出现斑片状、不规则状异常强化提示肠壁全层撕裂的可能性；较长节段肠壁均匀低强化伴下腔静脉扁平常见于低灌注综合征或肠休克。局部肠壁强化减弱或无强化表明存在创伤性肠缺血或坏死，一般是由肠系膜血管损伤所致。肠系膜浸润即肠系膜脂肪密度升高，提示肠系膜血肿或挫伤（图 2-1-64）。

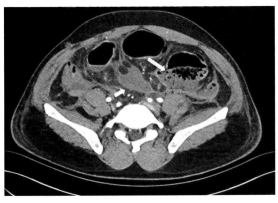

图 2-1-64　患者，男性，45 岁，车祸外伤后腹部疼痛 7 天。腹部 CT 增强示降结肠肠壁破裂，大量粪便溢出至腹腔（长箭头），伴局部脓肿形成（短箭头）

⭐ 小贴士

在诊断肠管断裂时要注意以下几点：①肠腔外气体可能局限于肠系膜或导致气腹。少量游离气体需在宽窗位下寻找，其位置和量可有助于确定肠道损伤位置及严重程度。腹膜后积气提示十二指肠降部至升部、升结肠或降结肠损伤；腹腔积气提示十二指肠球部、空肠、回肠、盲肠、横结肠、乙状结肠或上段直肠损伤；双侧肾后间隙积气多为直肠破裂。②膀胱破裂、肺气压伤、大量气胸和纵隔损伤等均可导致腹腔或腹膜后游离气体。因此，肠腔外游离气体需结合临床指征或其他肠道损伤的 CT 征象才可诊断肠道损伤。例如，肠腔外游离气体伴腹腔游离液体、"安全带"征或局部肠壁异常，均高度提示肠道损伤。③如果未发现肠腔外游离气体，并不能排除肠腔穿孔的可能性，因为穿孔可能由于肠梗阻形成而自行封闭，或者少量的肠腔外气体被腹膜迅速吸收。

（三）典型病例

病例 1：患者，女性，踢足球时被人撞伤腹部致腹痛，伴恶心、呕吐，行腹部增强 CT（图 2-1-65）。

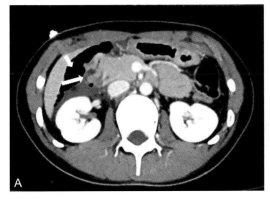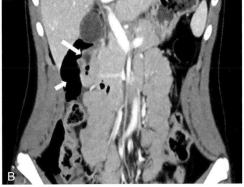

图 2-1-65　十二指肠降部破

A、B. CT 增强扫描轴位及冠状位示十二指肠降部肠管不连续（长箭头），腹腔内大量游离体气体（短箭头）

病例 2：患者，男性，车祸外伤后，腹部疼痛，行腹部增强 CT 检查（图 2-1-66）。

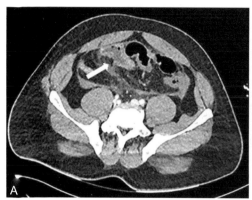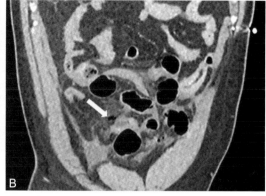

图 2-1-66　乙状结肠破裂

A、B.CT 增强扫描轴位及冠状位示乙状结肠肠管局部不连续，肠管周围游离气体及渗出，结肠系膜挫伤

病例 3：患者，男性，32 岁，腹部挤压伤后 4 天，腹部疼痛并逐渐加重来院。查体：全腹部压痛、反跳痛。入院后腹部增强 CT 检查可疑肠管破裂，手术证实回肠及降结肠破裂（图 2-1-67）。

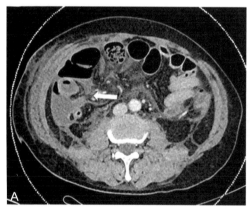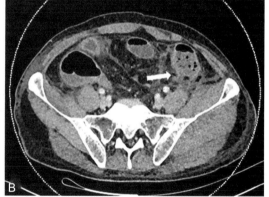

图 2-1-67　回肠及降结肠末端破裂

A. 右中腹部回肠破裂，肠内容物外溢；B. 降结肠末端破裂，肠内容物外溢，周围脂肪间隙模糊

（四）诊断报告中应提示的内容

（1）肠破裂的位置。

（2）是否存在肠腔内容物外溢及周围感染征象。

（3）腹腔是否存在游离气体、肠壁增厚、肠壁异常强化、肠系膜脂肪浸润及腹腔或腹膜后的游离液体等。

（五）临床医师需要了解的内容

（1）有肠道或肠系膜损伤高风险的腹部钝性损伤患者，入院 CT 扫描仅表现为少量腹水，建议在首次 CT 扫描后 12 ～ 24 小时复查 CT 平扫及增强扫描。

（2）随访复查 CT 扫描评估伤情演变，排查遗漏损伤及损伤并发症；当临床观察指标或患者体征出现不良变化时应立即进行 CT 复查。

（3）特殊征象解读

1）截断征：肠壁或肠系膜血管离断伤的征象。CT 增强表现为肠壁或高密度血管腔连续性突然中断。

2）两面神征：肠壁离断伤的征象。CT 增强扫描表现为横断处的同一段肠壁呈现双重异常强化，即明显强化的肠壁突然表现为强化减弱，随之出现肠壁横断。

3）安全带征：腹壁沿安全带方向的红斑、瘀斑或擦伤。CT 表现为腹壁皮下脂肪层内的条带状稍高密度影。

（刘春颖）

十二、急性化脓性阑尾炎

（一）临床特征

1. 概述

（1）急性化脓性阑尾炎是急性阑尾炎中一种较为严重的类型，亦称为急性蜂窝织炎性阑尾炎。其通常是由单纯性阑尾炎发展而来，表现为阑尾的显著肿胀和高度充血，表面有脓性分泌物，并出现阑尾腔内积脓，可发生局限性坏死和穿孔。阑尾周围的腹腔内有稀薄脓液，形成局限性腹膜炎。

（2）急性阑尾炎是外科最常见的急腹症，占普通外科住院患者的 10% ～ 15%。可发生在任何年龄，以 10 ～ 40 岁者居多。急性化脓性阑尾炎是一种需要紧急处理的疾病，及时的诊断和治疗对于预防并发症至关重要。

2. 临床表现
典型临床表现为转移性右下腹痛伴反跳痛，同时还可伴有恶心、呕吐、发热和血常规检查见中性粒细胞增高。急性化脓性阑尾炎如果不及时治疗，可能导致阑尾坏疽和穿孔。

（二）影像学表现
CT 扫描是诊断急性化脓性阑尾炎最具价值的影像学检查手段。

（1）直接征象：阑尾增粗肿大（直径＞ 6mm），阑尾壁增厚（厚度＞ 3mm）、腔内积液、积气，尤其是当阑尾根部有粪石堵塞时阑尾的异常表现更为显著（图 2-1-68）。

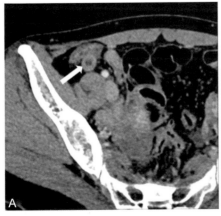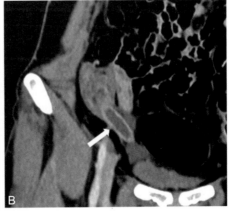

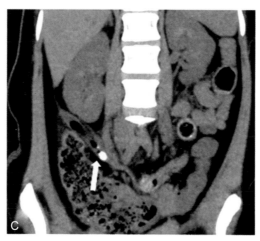

图 2-1-68 阑尾增粗，阑尾壁增厚（A）；B. 阑尾腔内积液（B）；阑尾根部可见粪石，其远端阑尾腔内积液、积气（C）

（2）间接征象：主要是阑尾、盲肠周围炎及阑尾周围脓肿（图 2-1-69）。阑尾、盲肠周围炎表现为阑尾周围的脂肪间隙密度增高及条索影，邻近筋膜增厚，盲肠壁水肿增厚，可见少量腹盆腔积液及多发增大淋巴结。阑尾周围脓肿表现为中心为液体密度的团块影，壁厚而边界不清，其内可见气 - 液平面。

（3）并发症：诊断阑尾穿孔的特征性征象包括阑尾壁不连续、阑尾腔外粪石、阑尾周围游离气体和阑尾周围脓肿（图 2-1-69）；但如无上述征象，并不能排除阑尾穿孔。

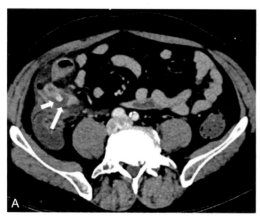
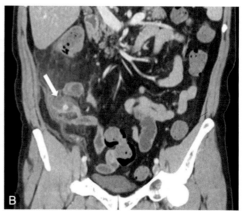

图 2-1-69 阑尾增粗，阑尾壁不连续（长箭头），可见粪石位于阑尾腔外（短箭头），周围脂肪间隙模糊并可见多发条索影，邻近腹膜增厚（A）；阑尾周围见不规则包裹性液性密度影，壁厚并明显强化，其内可见小类圆形粪石（B）

（三）典型病例

病例 1：患者，男性，36 岁，主因右下腹痛 2 周余，伴右侧腰部疼痛入院。曾就诊于当地卫生院，给予消炎镇痛药物治疗效果欠佳。查体：右下腹压痛明显，伴有反跳痛、肌紧张。既往无特殊病史。全腹部 CT 增强扫描如下所示（图 2-1-70）。

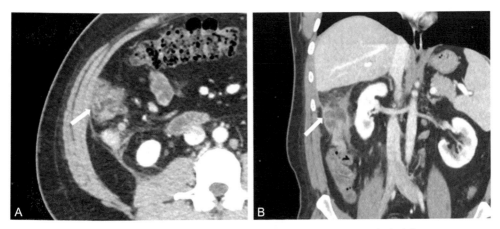

图 2-1-70　急性化脓性阑尾炎伴阑尾周围炎、阑尾周围脓肿形成

阑尾明显增粗、阑尾壁增厚，周围脂肪间隙模糊，阑尾远端见不规则包裹性液性密度影，囊壁见明显强化

病例 2：患者，女性，50 岁，主因 2 天前进食油腻食物后突发腹痛，以右下腹痛为重，恶心伴呕吐一次。1 天前就诊于当地医院，查腹部 CT 考虑阑尾粪石、阑尾炎。既往无特殊病史。全腹部 CT 增强扫描见图 2-1-71。

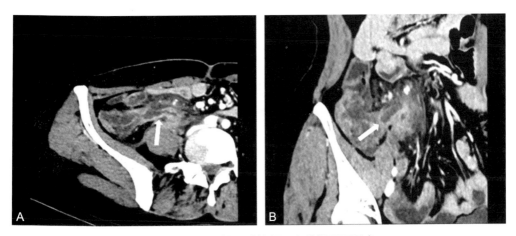

图 2-1-71　急性化脓性阑尾炎伴阑尾周围炎

A、B.CT 增强扫描示阑尾增粗，阑尾壁增厚伴明显强化，周围脂肪间隙模糊，考虑急性化脓性阑尾炎伴阑尾周围炎

病例 3：患者，男性，45 岁，主因进食生冷海鲜后出现持续性下腹疼痛，伴有恶心、呕吐，呕吐物为胃内容物。既往无特殊病史。全腹部 CT 增强扫描见图 2-1-72。

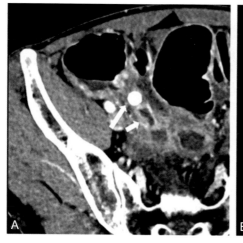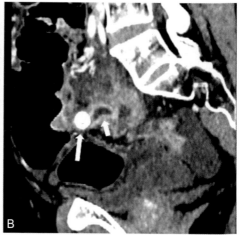

图 2-1-72　阑尾根部粪石伴急性化脓性阑尾炎

A、B.CT 增强扫描示阑尾增粗，阑尾根部类圆形高密度粪石影（长箭头），阑尾壁增厚伴明显强化（短箭头），周围脂肪间隙模糊，考虑阑尾腔内粪石伴急性化脓性阑尾炎

（四）诊断报告中应提示的内容

（1）阑尾增粗的程度。

（2）有无阑尾粪石存在。

（3）有无阑尾、盲肠周围炎。

（4）有无并发症出现，如穿孔、阑尾周围脓肿等。

（五）临床医师需要了解的内容

（1）怀疑急性化脓性阑尾炎应首选 CT 扫描，不仅可以观察阑尾情况，还可以评价有无阑尾穿孔、阑尾周围脓肿形成等并发症。

（2）临床症状不典型时，需要与阑尾黏液性肿瘤等疾病相鉴别。

（李亚光）

十三、肠系膜上动脉栓塞

（一）临床特征

1. 概述

（1）肠系膜上动脉栓塞是指由于各种原因引起的栓子进入肠系膜上动脉造成管腔阻塞所引起的疾病。

（2）肠系膜上动脉栓塞占急性肠系膜血管缺血性疾病的 40% ～ 50%。高危因素：年龄＞ 50 岁、瓣膜性心脏病史、心房颤动等心律失常病史、近期心肌梗死和有血管介入检查及治疗后。

2. 临床表现　肠系膜上动脉栓塞的经典表现为主诉与查体不相符的剧烈腹痛，并可伴有恶心、呕吐及腹胀等症状，约 1/3 的患者会同时伴有腹痛、发热和便血（粪便隐血试验阳性）三联征。通常在发病 6 ～ 12 小时后可能出现麻痹性肠梗阻的症状，并且随着病情加重，患者可出现休克、全身中毒等严重症状。

（二）影像学表现

CT 扫描

（1）CT 平扫可显示肠系膜上动脉内略高密度的栓子，动脉周围脂肪间隙稍模糊（图 2-1-73）。

（2）增强扫描肠系膜上动脉管腔内可见条形充盈缺损，完全闭塞者远段血管不显影（图 2-1-74）。

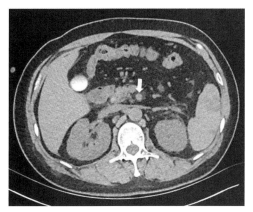

图 2-1-73　腹部 CT 平扫肠系膜上动脉稍增粗、密度增高，周围脂肪间隙稍模糊

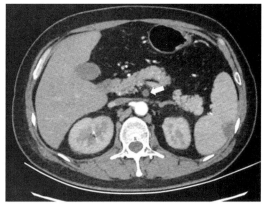

图 2-1-74　腹部 CT 增强扫描示肠系膜上动脉内充盈缺损，管腔内未见造影剂显影

（3）间接表现：栓塞血管供血区肠壁水肿增厚、增强扫描强化减低，肠壁厚度可达 0.8 ～ 1.5cm；病变区肠管扩张，并伴有气 - 液平面、腹水，肠系膜密度增高，肠壁内积气及门静脉积气（图 2-1-75）。

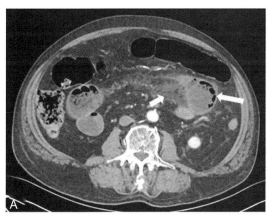
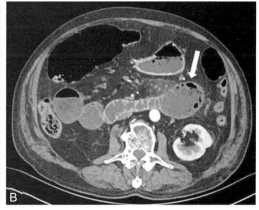

图 2-1-75　肠壁缺血改变

A. 肠壁增厚、肠管扩张（长箭头），肠系膜密度增高（短箭头）；B. 肠管内积气扩张伴气 - 液平面、肠壁局部强化减低

（三）典型病例

病例 1：患者，男性，44 岁，主诉 16 小时前无明显诱因出现持续性脐周疼痛，疼痛性质描述不清，无胸痛及肩背部放射痛，高血压病史 5 年余（图 2-1-76）。

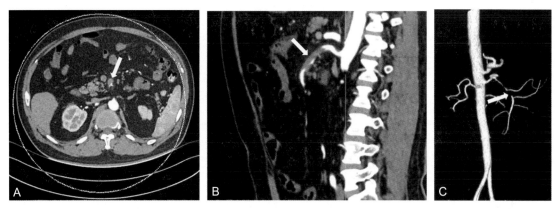

图 2-1-76　肠系膜上动脉栓塞

A. CT 增强扫描显示肠系膜上动脉内充盈缺损；B. 矢状位重建示肠系膜上动脉内条形充盈缺损；C. VR 重建后肠系膜上动脉主干局部未见显影，分支动脉稀少

病例 2：患者，女性，80 岁，主诉突发腹部绞痛 10 余小时，持续无缓解伴全身大汗，无恶心、呕吐，高血压病史 20 年余（图 2-1-77）。

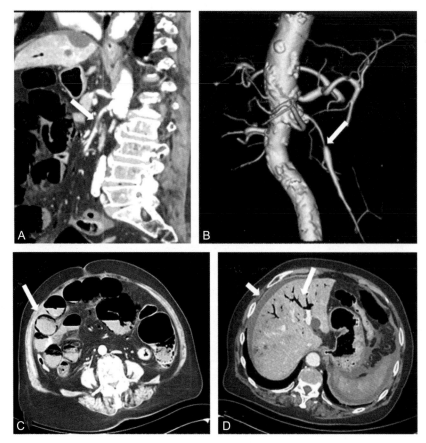

图 2-1-77　肠系膜上动脉栓塞

A. 矢状位重建显示肠系膜上动脉重度狭窄；B. VR 重建后肠系膜上动脉主干重度狭窄；C. 小肠血运性梗阻、小肠肠壁缺血坏死伴积气；D. 肝内门静脉积气（长箭头）、腹水（短箭头）

病例 3：患者，男性，92 岁，主诉腹痛伴黑粪 2 天，为下腹部持续性疼痛，不伴有放射性疼痛，伴恶心、呕吐，呕吐物为胃内容物。每天排黑粪 4 次，为稀水样便。既往无特殊病史（图 2-1-78）。

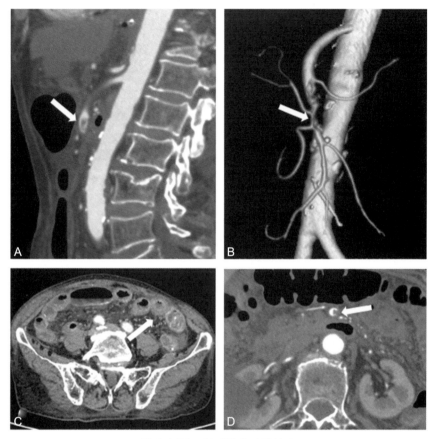

图 2-1-78　肠系膜上动脉栓塞

A.CT 增强扫描矢状位肠系膜上动脉内可见充盈缺损；B.VR 重建后肠系膜上动脉主干局限性变细，分支动脉稀少；C. 左下腹小肠缺血样改变（小肠壁增厚、强化程度减低）；D.CT 增强扫描动脉期肠系膜上动脉内可见充盈缺损

（四）诊断报告中应提示的内容

（1）肠系膜上动脉内栓子累及范围。

（2）肠系膜上动脉有无起源、走行变异。

（3）增强扫描腹部肠管有无水肿、坏死和门静脉积气等。

（4）是否有麻痹性肠梗阻。

（五）临床医师需要了解的内容

（1）若腹部 CT 平扫出现肠系膜上动脉密度增高、周围脂肪间隙模糊，建议加做 CT 增强扫描排除肠系膜上动脉栓塞。

（2）密切注意有无肠壁坏死、积气及肠系膜静脉、门静脉积气。

（管　星）

十四、肠系膜上静脉血栓形成

（一）临床特征

1. 概述

（1）肠系膜上静脉血栓形成是由于肠系膜上静脉栓塞导致肠系膜内血流减少，引起的小肠局部缺血、细胞损伤和肠道病变。如果未经及时治疗，该过程将迅速进展为危及生命的肠坏死。

（2）肠系膜上静脉血栓的形成与血流缓慢、血液高凝状态和血管内膜完整性被破坏有关。血液高凝状态可能是由遗传性疾病所致，如凝血酶原突变、蛋白质S缺乏和抗凝血酶缺乏症等。还有研究表明，纤维蛋白溶解停止 [组织型纤溶酶原激活剂（tPA）的产生]亦为高凝状态的重要危险因素。而恶性肿瘤、部分血液病和口服避孕药等，也可导致血栓形成。

2. 临床表现　肠系膜上静脉血栓形成的临床表现与肠系膜动脉栓塞相似，患者亦可以有腹痛、呕吐和腹胀等急腹症表现，但通常起病较隐匿，症状也较轻，多有腹部不适、便秘或腹泻等前驱症状。发病数日至数周后可突发剧烈腹痛，持续性呕吐，且呕血和血便更为多见。查体可有腹胀、腹部压痛和肠鸣音减弱等体征。

（二）影像学表现

CT 扫描

（1）肠系膜上静脉血栓形成：CT增强扫描可直接显示肠系膜上静脉主干及较大分支内血栓，是本病的直接征象（图2-1-79）。

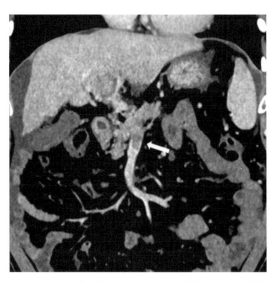

图 2-1-79　肠系膜上静脉近心端充盈缺损，考虑血栓形成

（2）肠壁增厚及肠坏死：肠壁由于淤血而肥厚；动脉血流继续注入肠壁，但流出途径不畅，导致血液溢出到肠壁组织间隙；如果肠管发生坏死，则血流中断而表现为肠壁强化减弱，甚至不强化（图2-1-80）。

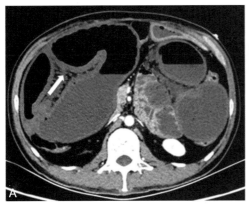 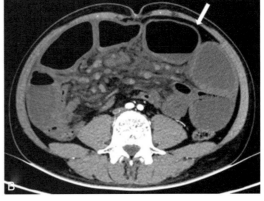

图 2-1-80 肠系膜上静脉血栓，小肠扩张，肠壁增厚，强化减弱

（3）肠壁内积气：肠系膜上静脉闭塞引起肠坏死后，黏膜层破溃，肠腔内气体可通过破口进入肠壁，并可进入血管顺流至门静脉内（图 2-1-81）。

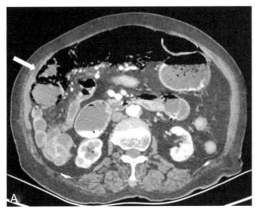 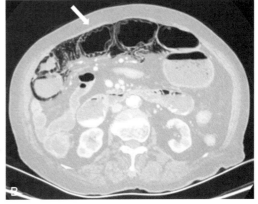

图 2-1-81 肠壁积气，提示肠壁缺血坏死

★ **小贴士**

多层螺旋 CT 的 CTV 增强扫描可直接显示肠系膜上静脉主干及较大分支内的血栓，是诊断本病的最佳手段。

（三）**典型病例**

病例 1：患者，男性，69 岁，主因腹部疼痛 3 天，加重 7 小时入院。患者于 3 天前无明显诱因出现下腹部疼痛，7 小时前自觉腹痛加重，伴恶心、呕吐，呕吐物为胃内容物，无排气排便。查体：下腹部肌紧张，有明显压痛及反跳痛。一年前因下肢静脉血栓行下肢静脉取栓术，并置入下腔静脉滤器（图 2-1-82）。

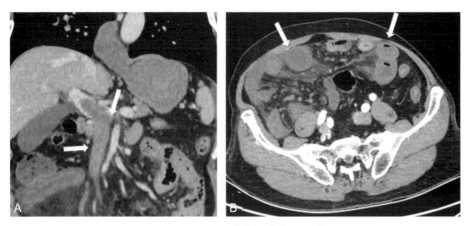

图 2-1-82　肠系膜上静脉血栓形成

A. CT 增强扫描冠状位重建显示，肠系膜上静脉主干及门静脉内可见充盈缺损，考虑血栓形成；B. CT 增强扫描显示肠管扩张，小肠肠壁增厚，强化减弱，提示肠壁缺血

　　病例 2：患者，女性，85 岁，主诉腹痛 8 小时，患者于 8 小时前无明显诱因出现腹痛，位于剑突下，疼痛持续不缓解，具体疼痛性质不详，伴乏力，无头晕、头痛，无咳嗽、咳痰，无恶心、呕吐，无尿频、尿急及尿痛。查体下腹部肌紧张，有明显压痛及反跳痛。既往高血压、糖尿病病史 30 年；35 年前胃癌行手术治疗（图 2-1-83）。

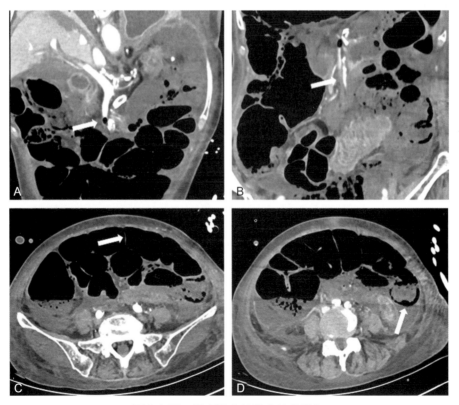

图 2-1-83　肠系膜上静脉血栓伴积气

A、B.CT 增强扫描冠状位重建显示肠系膜上静脉内积气，远端属支内充盈缺损，考虑血栓形成；C、D.CT 增强扫描显示肠管扩张，小肠及部分结肠肠管弥漫性变薄，强化减低，降结肠肠壁积气，考虑肠壁缺血坏死

（四）诊断报告中应提示的内容

（1）有无肠系膜上静脉血栓。

（2）有无并发症出现，如肠梗阻和肠壁积气、门静脉积气等肠壁缺血坏死征象。

（五）临床医师需要了解的内容

（1）肠系膜上静脉血栓患者应首选 CTV 增强扫描，可直接观察到血栓征象。

（2）明确有无并发症的出现。

（母建奎）

十五、门静脉栓塞

（一）临床特征

1. 概述

（1）门静脉栓塞是指各种原因导致门静脉主干和（或）其属支内栓子形成，使门静脉血流受阻的一种疾病。

（2）门静脉栓塞可分为原发性和继发性。原发性较为少见，可能与遗传、血液高凝状态等因素有关。继发性常见于肝硬化、腹部手术、肿瘤和感染等情况。

2. 临床表现　门静脉解剖位置较为特殊，多种疾病易引起栓塞，形成门静脉栓子，其可分为门静脉血栓形成（portal vein thrombosis，PVT）和门静脉癌栓（portal vein tumor thrombus，PVTT）。PVT 病因尚不明确，常与肝硬化门静脉高压、腹腔感染、肿瘤或血液高凝状态等因素相关。PVTT 的形成是一个多环节、多因素的过程，与肝内淋巴循环受阻、血流变性、动静脉瘘及门静脉血液逆流等因素相关。由于血栓形成速度及阻塞部位不同，门静脉栓塞患者临床表现常不尽相同，最常出现的症状为腹痛，可伴随腹泻、呕吐、腹胀、腹水及黄疸等症状，严重时可导致肝衰竭；部分患者可能无明显症状，在体检或因其他疾病检查时偶然发现。

（二）影像学表现

CT 扫描

（1）PVT 平扫表现为门静脉主干和（或）其属支管腔增粗，管腔内呈等密度或稍高密度，增强扫描后呈无明显强化的充盈缺损，附壁管腔光滑、厚薄均匀，静脉壁均匀强化而血栓不强化（图 2-1-84）。

（2）PVTT 表现为门静脉主干和（或）其属支不规则增粗，平扫为稍低密度或等密度，增强扫描后瘤栓可呈均匀 / 不均匀强化，静脉期表现为条形 / 不规则、相对低密度的充盈缺损。PVTT 具有生物活性，可浸润或压迫附栓管壁，局部可能形成肿瘤血管，导致附栓管壁不光滑，呈线状、波浪状或结节状强化。

（3）间接表现：门静脉海绵样变性、肠系膜水肿、脾梗死和腹水等（图 2-1-85）。

（三）典型病例

病例 1：患者，男性，69 岁，主诉入院 3 天前无明显诱因出现下腹部腹痛，7 小时前自觉腹痛加重，无排气排便，伴恶心、呕吐，呕吐物为胃内容物。既往有下肢静脉取栓术，并置入下腔静脉滤器病史（图 2-1-86）。

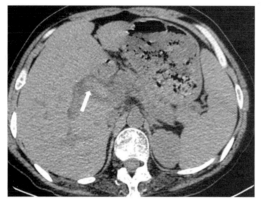

图2-1-84 CT平扫示门静脉主干走行区可见条形稍高密度影

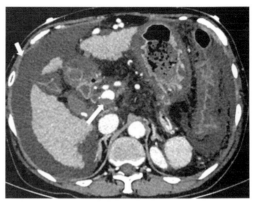

图2-1-85 患者有肝硬化病史，CT增强扫描示门静脉主干内可见条形附壁低密度充盈缺损（长箭头）；腹腔存在大量腹水（短箭头）

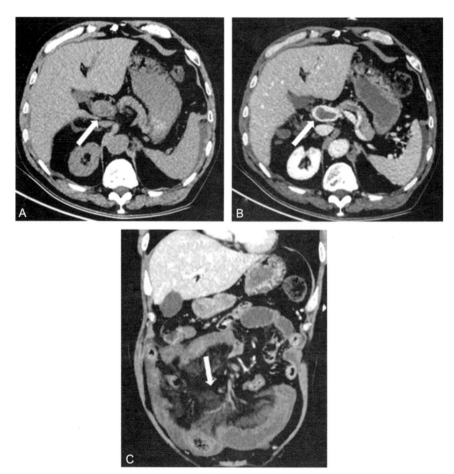

图2-1-86 门静脉栓塞

A. CT平扫门静脉主干管腔增粗，管腔内可见等/稍低密度病变，脾周可见积液；B. CT增强扫描示门静脉主干管腔内可见低密度充盈缺损；C. 冠状位示肠系膜密度增高、水肿（箭头），小肠稍扩张、积液，肠壁强化减低

病例 2：患者，女性，58 岁，发现脾功能亢进 6 个月余，行脾切除术后 9 天复查上腹部 CT 发现门脉系统血栓形成（图 2-1-87）。

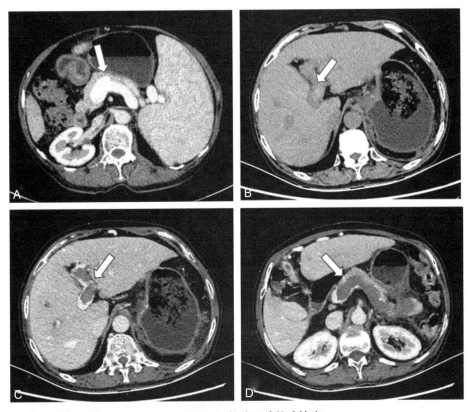

图 2-1-87 门静脉及脾静脉栓塞

A. 脾切除术前 CT 增强检查示脾脏增大，门静脉、脾静脉走行自然，管腔内造影剂充盈良好，未见充盈缺损（箭头）；B. 脾切除术后 CT 平扫示门静脉主干及左、右支增粗，管腔内呈高密度影（箭头）；C、D. 脾切除术后 CT 增强门静脉期示门静脉主干，左、右支及脾静脉管腔增粗，管腔内大量低密度充盈缺损，提示血栓形成

病例 3：患者，男性，64 岁，确诊肝癌 4 年余，行肝癌介入治疗后 1 个月复查腹部 CT 平扫及增强扫描（图 2-1-88）。

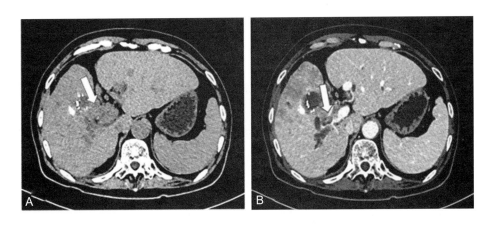

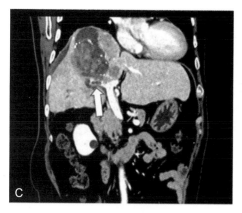

图 2-1-88　肝癌伴门静癌栓形成

A.CT 平扫示肝右叶肿块介入治疗后改变，门静脉右支呈等密度影；B. CT 增强示门静脉右支增粗，管腔内可见充盈缺损（癌栓）并可见强化，门静脉右支管壁不光滑；C. 冠状位重建示门静脉右支管腔内低密度充盈缺损

（四）诊断报告中应提示的内容

（1）是否存在门静脉栓塞。

（2）栓塞的程度及范围。

（3）寻找可能的病因，如肝硬化、肿瘤等。

（4）评估门静脉侧支循环情况。

（五）临床医师需要了解的内容

（1）多种影像学检查结合有助于提高门静脉栓塞的诊断准确性。

（2）门静脉栓塞的临床表现可能不典型，需要结合影像学检查进行诊断。

（3）明确门静脉栓塞的病因对于治疗方案的制订至关重要。

（4）关注门静脉栓塞对肝功能及全身的影响，以及是否存在相关并发症。

（高志梅）

十六、门静脉炎

（一）临床特征

1. 概述

（1）门静脉炎，是指门静脉主干及其肝内分支的炎症，通常继发于门静脉流域内或其邻近结构的感染，是腹腔感染的严重并发症之一，临床表现典型者较少见，缺乏特异性临床表现，其症状与体征通常与原发病混淆在一起，容易被忽略而延误病情。

（2）1846 年，沃勒首次描述了化脓性门静脉炎，他通过尸检发现其为肝脓肿的来源。虽然这种病的确切发病率并不确定，但估计年发病率约 2.7/10 万人。引起化脓性门静脉炎常见原因是急性肠憩室炎，其次是急性阑尾炎、炎性肠病、胆道系统感染、胰腺炎和肠穿孔等。

2. 临床表现

（1）原发性疾病的症状。

（2）脓毒血症症状如高热、畏寒。

（3）肝损伤症状如黄疸、肝区疼痛、肝大及压痛等。

（4）门静脉炎的表现和病因并非特异性，因此其诊断是排除性诊断。

（二）影像学表现

1. CT 扫描　　CT 平扫可见门静脉周围低密度影，门静脉腔内低于或等于肝实质密度的类似血栓影像。CT 扫描可发现门静脉系统的气泡和血栓，是诊断依据；并可发现门静脉感染早期来源和程度及肝内的异常，如肝脓肿（图 2-1-89）。

2. MRI 扫描　　T_2WI 门静脉周围见条带状高信号影（图 2-1-90），MRI 扫描可区别急性（5 周以下）或慢性（2 个月以上）的门静脉血栓，前者门静脉腔内 T_1WI 上出现高信号、T_2WI 更明显，后者仅在 T_1WI 上显示门静脉高信号。

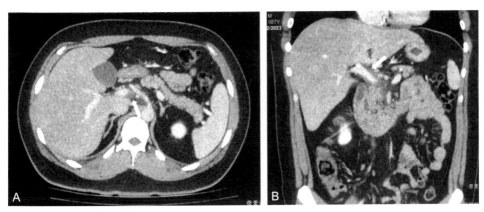

图 2-1-89　胰腺炎患者，门静脉管壁增厚，边缘模糊，周围脂肪间隙密度增高（箭头），提示门静脉炎

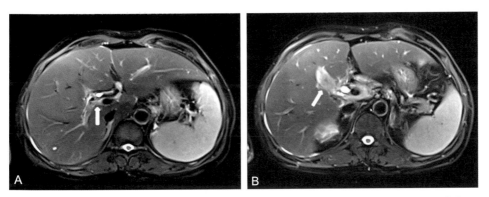

图 2-1-90　胆囊炎患者，T_2WI 门静脉周围见条带状高信号影（箭头），提示门静脉炎

⭐ **小贴士**

门静脉炎的处理需要综合考虑患者的临床表现、实验室检查、影像学检查结果及并发症情况等多方面因素。通过及时有效的干预措施，可以降低门静脉炎的病死率并提高患者的生存率。

（三）典型病例

病例 1：患者，男性，53 岁，主诉发热 5 天，加重 2 天。体温 38.5℃，服用布洛芬后体温逐渐下降，2 天前再次出现发热，体温峰值可达 40℃，急诊以休克、感染性发热收入院（图 2-1-91）。

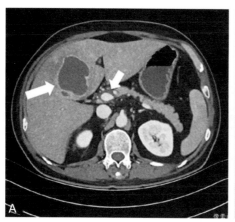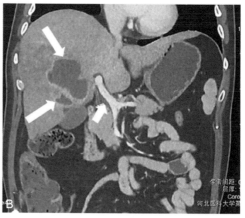

图 2-1-91　肝内不规则形低密度病变，增强扫描呈"环形"强化（长箭头），考虑肝脓肿，门静脉管壁增厚，周围脂肪间隙模糊（短箭头），提示门静脉炎

病例 2：患者，女性，59 岁，主诉 ERCP 术后 2 天，上腹部疼痛 1 天，伴恶心、呕吐，无发热、寒战，无胸闷、气短。实验室检查血淀粉酶 1015.7U/L。高血压病史 10 年，糖尿病病史 20 年（图 2-1-92）。

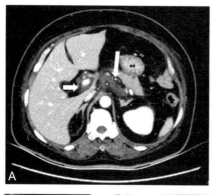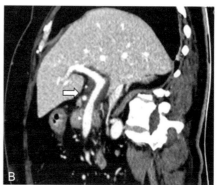

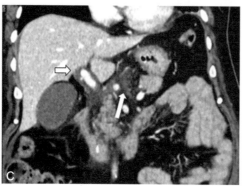

图 2-1-92　急性胰腺炎伴门静脉炎
A～C. 胰腺周围脂肪间隙密度增高，呈渗出样改变（长箭头），门静脉管壁明显增厚，增强扫描呈条带状低密度影（短箭头），提示门静脉炎

（四）诊断报告中应提示的内容

（1）CT 平扫门静脉周围条形纸密度影，可合并门静脉内高密度影，CT 增强扫描不强化，清晰显示血栓的边界和范围。

（2）肠壁增厚、腹水和肝大等，提示门静脉高压或肠道缺血。

（3）通过三维重建技术，可直观展示血栓对门静脉血流的影响。

（五）临床医师需要了解的内容

（1）门静脉炎早期诊断对于及时干预、预防并发症至关重要。

（2）影像学检查是门静脉炎诊断的核心手段，包括 CT 扫描、MRI 扫描及实验室检查，各自在诊断过程中发挥着至关重要的作用。

（季泽强）

十七、急性坏死性胰腺炎

（一）临床特征

1. 概述

（1）急性胰腺炎是多种病因引起胰酶激活，导致胰腺组织自身出现被消化、水肿、出血甚至坏死的一种炎症反应，是常见的胰腺疾病。临床上急性胰腺炎可分为间质水肿性胰腺炎和坏死性胰腺炎。坏死性胰腺炎是以胰腺坏死、出血为特征，胰液、炎性渗出物、出血和坏死组织等积聚在胰腺内外，并可沿多条途径向腹膜后间隙或腹腔扩展。

（2）急性胰腺炎是常见的、需住院治疗的消化系统急症，其发病率为 (4.9～73.4) / 10 万。急性坏死性胰腺炎相对较少，占所有急性胰腺炎患者的 10%～20%。相对于间质水肿性胰腺炎而言，急性坏死性胰腺炎可影响全身多个器官的功能，引起多器官的功能不全及各种局部并发症，病情较急性水肿性胰腺炎更危重，病死率更高，故临床更强调早期识别急性坏死性胰腺炎。

2. 临床表现　急性坏死性胰腺炎主要症状为突发的上腹部剧烈疼痛，可放射至胸背部，可伴有发热、恶心、呕吐和腹胀等胃肠道症状，严重者可出现休克。查体有上腹部压痛、反跳痛及肌紧张等明显的腹膜刺激症状，脐周及两侧腰部有蓝色瘀斑。实验室检查见血、尿淀粉酶及脂肪酶明显升高，血白细胞计数升高。早期常出现重要的器官功能衰竭，后期可出现消化道出血、弥散性血管内凝血，如合并感染、器官衰竭等致死率高。病因包括酗酒、胆石症、外伤、医源性因素（如 ERCP 术后）及代谢性疾病（如高脂血症和高钙血症）等。

（二）影像学表现

CT 扫描

（1）胰腺改变：胰腺体积不同程度的局限性或弥漫性增大，胰腺密度不均匀，坏死区呈低密度，伴出血呈局限性高密度，胰腺轮廓模糊，周围脂肪间隙密度增高。CT 增强扫描胰腺呈明显不均匀强化，坏死区无强化。《急性胰腺炎国际共识——2024 年亚特兰大修订版》将急性坏死性胰腺炎分为 3 种类型，胰腺实质坏死型、胰周坏死型及两者混合型（图 2-1-93）。

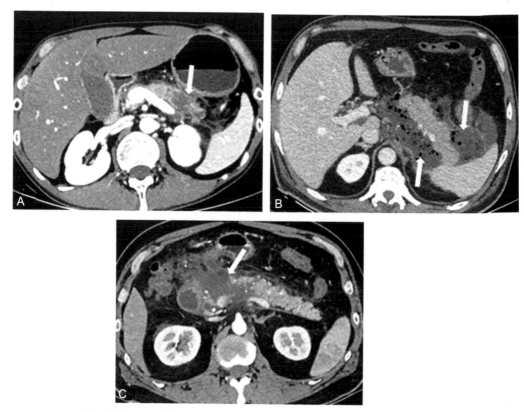

图 2-1-93　胰腺实质坏死型（A）；胰周坏死型（B）；两者混合型（C）

（2）胰周改变：胰腺周围早期表现为急性坏死物积聚，CT 图像特点为不均匀密度（水样与非水样密度混杂），无明确边界，可向小网膜囊、双侧肾前间隙、肝胃间隙、胃周、脾周、双侧结肠旁沟及盆腔内扩散，无包膜或仅有部分包膜。后期可见包裹性坏死，CT 图像特点为包裹的不均匀低密度，形态可不规则，增强扫描囊壁强化，囊内无明显强化，囊内可见实性成分及脂肪密度，如出现气体，则提示感染（图 2-1-94）。

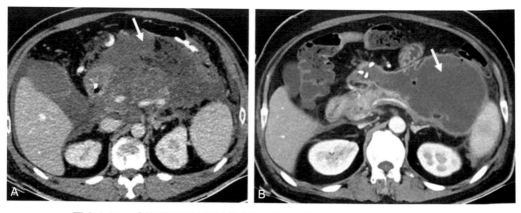

图 2-1-94　胰腺前方急性坏死物积聚（A）；胰腺及周围包裹性坏死（B）

（3）并发症及伴随征象：可累及血管，累及动脉时可并发假性动脉瘤（脾动脉常见），累及脾静脉时可引起脾静脉内血栓形成，管腔狭窄，甚至闭塞（图 2-1-95）。形成胰腺脓肿，表现为包裹性脓肿内积气、积液，增强扫描边缘强化。并可继发性肠壁炎性水肿、肠梗阻和消化道瘘管形成。

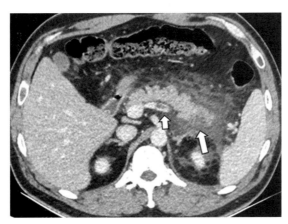

图 2-1-95　胰腺尾部局限性无强化坏死区（长箭头），胰腺周围可见片状液性密度影，脾静脉内可见条形血栓形成（短箭头）

（三）典型病例

病例 1：患者，男性，38 岁，主诉 13 小时前无明显诱因出现上腹部剧烈疼痛，加重 4 小时，不能耐受，伴恶心、呕吐。实验室检查：血淀粉酶 461 U/L，行 CT 平扫及增强扫描（图 2-1-96）。

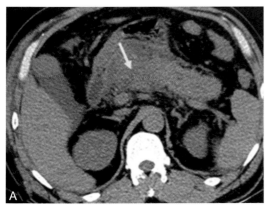
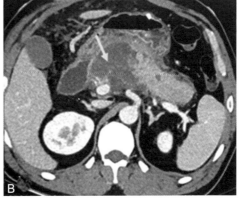

图 2-1-96　急性坏死性胰腺炎

A. CT 平扫胰腺头颈部明显增粗，密度不均匀减低，周围脂肪间隙模糊；B. CT 增强扫描胰腺头颈部及胰腺后方可见局限性无强化坏死区

病例 2：患者，男性，36 岁，于 1 周前出现上腹部痛，呈持续胀痛，伴后背部放射。实验室检查：血糖 23.84mmol/L，血淀粉酶 1058 U/L，行 CT 增强扫描（图 2-1-97）。

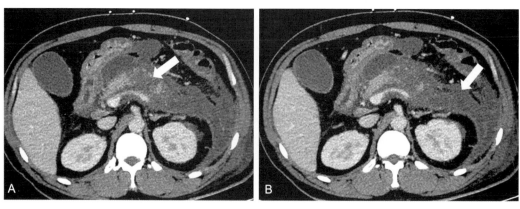

图 2-1-97　急性坏死性胰腺炎

A.CT 增强胰腺体部明显增粗，局部可见小片状无强化影；B.胰腺周围可见低密度影，左侧肾前筋膜增厚

　　病例 3：患者，男性，44 岁，腹痛伴恶心、呕吐 1 天，表现为全腹持续性疼痛，改变体位时加重，就诊于急诊科。实验室检查：血淀粉酶 160U/L，行 CT 增强扫描（图 2-1-98）。

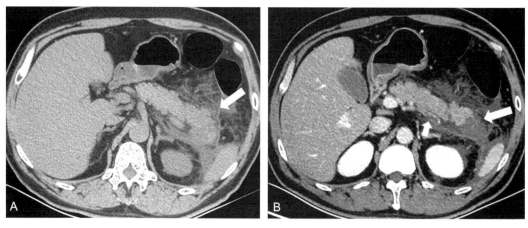

图 2-1-98　急性坏死性胰腺炎

A.CT 平扫胰腺尾部明显增粗，周围脂肪间隙模糊，左侧肾前筋膜增厚；B.CT 增强扫描胰腺尾部可见局限性无强化坏死区，脾静脉内可见充盈缺损影（短箭头）

　　病例 4：患者，女性，31 岁，5 天前无明显诱因出现腹痛，为上腹部持续疼痛，性质描述不清，伴腹胀。实验室检查：白细胞计数 11.3×10^9/L，血淀粉酶 626U/L，行 CT 增强扫描（图 2-1-99）。

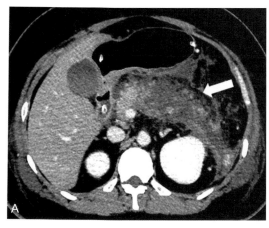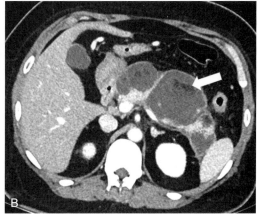

图 2-1-99　坏死性胰腺炎

A.CT 增强扫描胰腺体尾部明显增粗，可见大片状无强化坏死区，周围脂肪间隙模糊；B.1 个月后复查胰腺区可见多发包裹性液性密度影，其内可见脂肪密度，提示包裹性坏死形成

（四）诊断报告中应提示的内容

（1）有无胰腺坏死，胰腺坏死的范围。

（2）胰周异常改变。

（3）有无并发症出现。

（五）临床医师需要了解的内容

（1）CT 增强扫描是对急性胰腺炎患者评估和分级的首选检查工具，并有助于对并发症及治疗反应的评估。

（2）若在超早期（临床症状出现后的 24 小时内）进行 CT 增强扫描，有可能会低估坏死的严重程度，CT 增强扫描的最佳时间是症状出现 72 小时以后。

（3）如患者出现持续性或有新的器官功能衰竭，并有持续性疼痛或败血症症状时，需要做 CT 增强扫描，因为胰腺坏死的程度、范围及部位与局限性或全身性并发症的风险高度相关。

（何　丽）

十八、新生儿坏死性小肠结肠炎

（一）临床特征

1. 概述

（1）新生儿坏死性小肠结肠炎（neonatal necrotizing enterocolitis，NEC）是由围生期多种致病因素导致的以腹胀、呕吐和便血为主要症状的急性坏死性肠道疾病，也是新生儿重要的死亡原因之一，存活患儿可能遗留短肠综合征、肠管狭窄及神经系统发育异常等后遗症。

（2）常见于新生儿，尤其是早产儿。在新生儿重症监护室，NEC 的发病率为 2% ～ 5%，其中极低出生体重儿（very low birth weight，VLBW）发病率为 4.5% ～ 8.7%，病死率为 20% ～ 30%，超低出生体重儿（extremely low birth weight，ELBW）病死率则高达 30% ～ 50.9%。早期识别 NEC 临床表现、及时诊断和治疗，对降低 NEC 病死率极为重要。

2. 临床表现 NEC 是新生儿期严重的胃肠道疾病,多见于早产低体重儿,尤其是 2 周岁内的婴儿,临床上主要表现为腹胀、呕吐、腹泻、便血及肠鸣音消失,可出现休克或多器官功能衰竭。

(二) 影像学表现

在 X 线平片及 CT 扫描的图像中,NEC 通常表现为以下影像学特征。

1. 肠壁积气 表现为小肠积气增多,小肠间隙增宽,肠壁增厚,肠管形态僵直等。以后出现肠壁积气,黏膜下积气呈小囊状或泡沫状,肌层或浆膜下积气呈线状、环状或半环状透亮影,以右下腹多见(图 2-1-100)。

2. 门静脉充气征 晚期肠壁气体进入血管并随血流达门静脉,出现门静脉积气,表现为自肝门向肝内伸展的树枝样透亮影,CT 扫描对显示门静脉积气尤为敏感(图 2-1-101)。

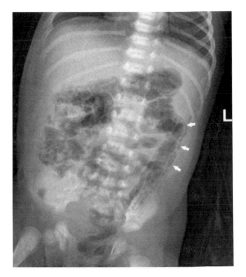

图 2-1-100 沿肠壁走行的多发小囊状及泡沫状气体影,提示肠壁积气

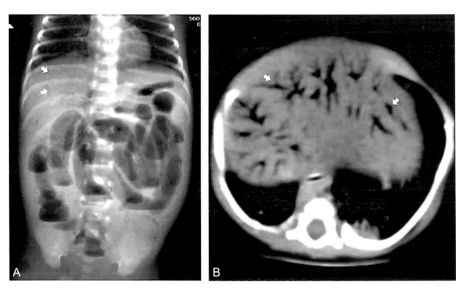

图 2-1-101 右上腹及肝内门静脉走行区树枝样及条状低密度影,提示门静脉积气

3. 气腹 NEC 的严重并发症为肠穿孔,立位或侧卧位水平投照的腹部 X 线平片可显示腹腔游离气体(图 2-1-102)。

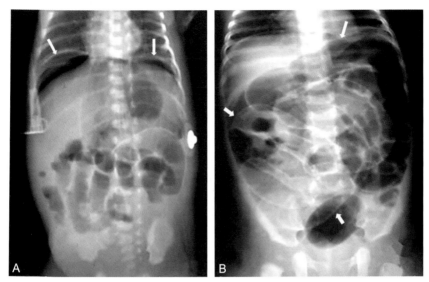

图 2-1-102　A.立位腹部 X 线平片显示肠穿孔膈下游离气体；B.仰卧位腹部 X 线平片肠外壁异常清晰，镰状韧带显影

引自黄明霞，张增俊，2015.新生儿坏死性小肠结肠炎影像诊断 [J]. 现代医用影像学，24(1):3.

（三）典型病例

病例 1：患儿，女性，14 天，便血 3 天，腹稍胀，不伴发热、反应差、吐奶等表现。查体：腹部未见胃肠型及蠕动波，脐带残端无渗血、渗液，腹稍胀，未触及包块，肝肋下约 1.0cm 可触及，质软边锐，脾未触及，肠鸣音可（图 2-1-103）。

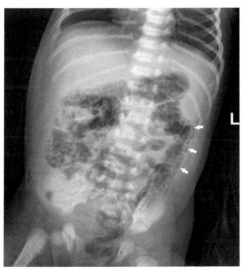

图 2-1-103　新生儿坏死性小肠结肠炎，沿肠壁走行的多发小囊状及泡沫状气体影，提示肠壁积气

病例 2：患者，女性，9 天，足月剖宫产，生后腹胀、呕吐，肠鸣音消失（图 2-1-104）。

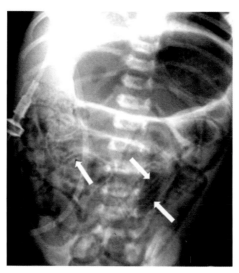

图 2-1-104　新生儿坏死性小肠结肠炎

腹部 X 线平片示弥漫性肠壁积气，可见"轨道"征

（四）诊断报告中应提示的内容

（1）肠腔积气有无增多。

（2）肠壁有无积气。

（3）门静脉有无积气。

（4）有无并发症出现：肠穿孔所致的气腹。

（五）临床医师需要了解的内容

（1）首选 X 线平片检查，可发现肠腔积气、肠壁积气、典型的门静脉积气和气腹。

（2）CT 扫描比 X 线平片更容易发现肠壁积气、门静脉积气及少量气腹，部分情况下还可见胃肠道壁的不连续，以明确穿孔的位置。

（张晨光）

第二节　泌尿系统典型危急值

一、肾破裂出血

（一）临床特征

1. 概述

（1）肾破裂出血是指肾实质或其包膜破损，引发肾出血并渗透至腹腔或肾周组织的一种重大损伤。损伤可能源于直接外力伤害、肾自身疾病或医疗操作过程中的意外损伤，严重情形下，可导致患者陷入休克状态。

（2）肾作为泌尿系统中损伤风险最高的器官，发生破裂出血的概率不受性别因素影响。肾破裂出血通常与交通事故、跌落事故和撞击事故等直接作用于腰部的外力事件相关联。此外，肾病如肾肿瘤、肾结石等也可能诱发肾破裂出血。医源性肾破裂发生在肾手术、穿刺活检等医疗操作过程中。

2.临床表现　取决于损伤程度的轻重程度。疼痛可局限于腰部或向腹部放射。血尿是重要的临床标志，超过 90% 的患者会出现肉眼或镜下血尿，尿液中存在的条索状血丝对诊断具有意义。但血尿的程度与肾损伤的严重程度之间并不存在明确的相关性。伤侧腹壁肌肉会出现反射性紧张，腰部因积血和水肿而肿胀。如合并感染，患者可能出现发热症状，严重情况下甚至会陷入休克状态。在闭合性肾损伤中，休克的发生率约为 40%，而在开放性肾损伤中，休克的发生率可高达约 80%。

（二）影像学表现

CT 扫描

（1）肾被膜下血肿：在早期的 CT 扫描中表现为肾被膜下方存在新月形或双凸状的高密度区域，该区域紧密贴合于肾实质边缘。由于血肿的占位效应，相邻的肾实质受到压迫而发生形变（图 2-2-1）。在进行增强扫描时，由于血肿区域内缺乏血管结构，因此不会出现强化现象。复查时，因血肿内部成分逐渐液化并被吸收，其密度持续下降，范围也逐渐缩小。

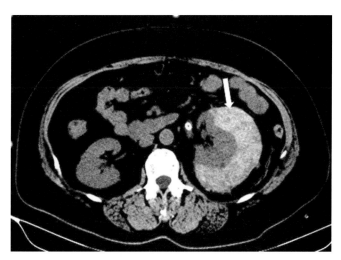

图 2-2-1　左肾被膜下血肿
CT 平扫示左肾被膜下血肿，左肾实质受压

（2）肾实质破裂：在 CT 平扫中，可见肾实质的正常连续性被中断，被血液和外溢的尿液所填充，形成不规则的条带状影像。根据出血量和尿液渗出量的不同，这些区域可能表现为高密度或低密度。在 CT 增强扫描中，撕裂的肾组织由于血供受损，其对造影剂的摄取减少，导致强化程度降低；若肾组织完全断裂，断裂部分将不会摄取造影剂，因此不会显示出强化现象，并且通常伴有肾周血肿（图 2-2-2）。

（3）肾周血肿：在 CT 早期扫描图像中为肾周区域的新月形或半月形高密度影像，其分布范围局限于肾筋膜囊之内，大小可有差异。肾周血肿常与肾被膜下血肿并存。随着时间的推移，在后续的 CT 复查中，可观察到血肿内部的血液成分逐渐被吸收并分解，导致血肿的密度逐渐降低，最终可能演变为低密度的纤维条索状结构或完全消散吸收。

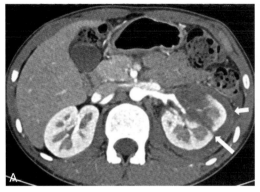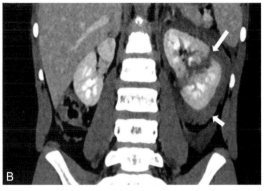

图 2-2-2　左肾破裂出血

CT 增强扫描轴位（A）及冠状位（B），左肾实质不连续，见裂隙样低密度区（长箭头），提示肾破裂；被膜下及肾周见低密度影（短箭头），提示肾被膜下及肾周血肿

★ 小贴士

在影像学检查中应注意，肾破裂出血可能与肾肿瘤出血、肾梗死等情况相混淆。因此，对于有外伤史的患者，应特别注意肾周血肿和肾实质内异常密度／信号的识别。

（三）典型病例

病例 1：患者，男性，57 岁，主诉 18 小时前骑电动车不慎摔倒，右侧腹部疼痛，恶心、呕吐伴血尿，自行回家休养。今日腹痛较前无缓解，持续血尿，急诊入院（图 2-2-3）。

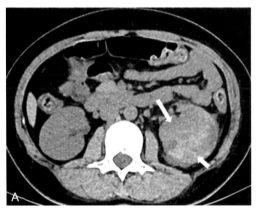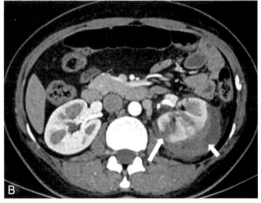

图 2-2-3　肾撕裂伤伴被膜下血肿形成

A. CT 平扫示左肾密度不均匀（长箭头），肾周间隙内广泛高低混杂密度影（短箭头），与肾实质分界不清；B.CT 增强扫描动脉期示左肾实质不连续，局部呈裂隙状低密度区（长箭头），肾周围新月形相对低密度区为被膜下血肿（短箭头）

病例 2：患者，女性，61 岁，车祸致全身多处损伤 3 小时余，头、颈、胸及腹等全身多处部位疼痛，伤后患者意识清，精神差，饮食差，睡眠可，小便少，大便正常（图 2-2-4）。

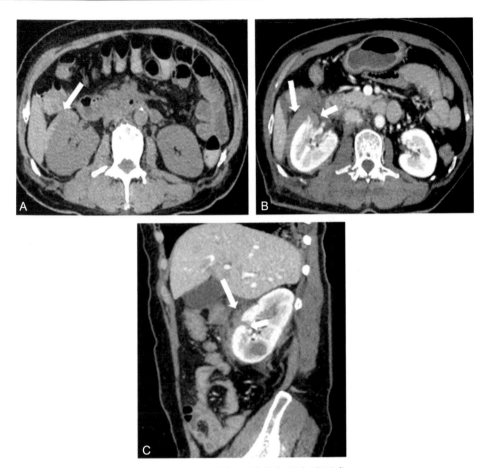

图 2-2-4　右肾撕裂伤伴肾周血肿形成

A. CT 平扫示右肾周见弧形稍高密度血肿影；B、C.CT 增强轴位及矢状位图像示右肾撕裂区局部强化减低（短箭头），肾周血肿成弧形无强化影（长箭头），周围脂肪间隙模糊

　　病例 3：患者，男性，60 岁，车祸伤致全身多处疼痛、出血 5 小时余，伤后患者出现短暂意识丧失，约数分钟恢复意识，诉头面部及腹部剧烈疼痛，面部大片擦伤、渗血，无恶心、呕吐，无喘憋、呼吸困难，伴尿道出血（图 2-2-5）。

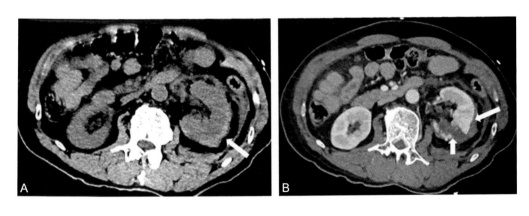

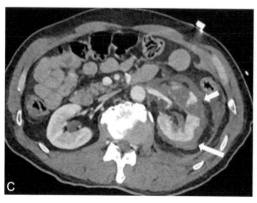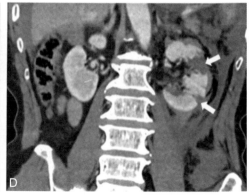

图 2-2-5　左肾破裂伴肾周血肿形成

A.CT 平扫轴位图像示左肾体积增大，周围见高密度血肿影（箭头）；B ～ D.CT 增强轴位图像示左肾破裂，见多发片状无强化区（短箭头），肾脏周围见弧形血肿影（长箭头）

（四）诊断报告中应提示的内容

（1）有无肾破裂。

（2）出血的位置和程度。

（3）患侧肾血供、肾周血肿情况和对侧肾功能等。

（4）腹腔其他器官及大血管情况等。

（五）临床医师需要了解的内容

（1）怀疑肾破裂出血的患者应首选 CT 平扫加增强扫描，其能更准确地评估肾破裂的程度和范围。

（2）肾破裂出血可能伴随其他腹部器官损伤，需全面评估。

（3）明确肾破裂出血是否合并其他肾病。

（4）密切监测患者的生命体征，及时处理可能出现的并发症。

（侯瑞鸿）

二、肾梗死

（一）临床特征

1. 概述

（1）肾梗死是指因栓子脱落或血栓形成致使肾动脉主干和（或）分支阻塞，肾血流中断，肾实质缺血坏死，引起肾功能受损的一种疾病。急性肾动脉栓塞后，则形成全肾性、部分性、节段性或多发性小的肾梗死。肾功能可完全丧失，肾萎缩，肾组织破坏，最后产生纤维化。

（2）肾梗死由多种原因造成，包括动脉血栓、动脉粥样硬化、肾动脉瘤或夹层、外伤性、亚急性心内膜炎、血管炎和高血凝状态等，其中心血管疾病形成的栓子栓塞是导致肾梗死的主要原因，占 40% ～ 75%。肾节段性梗死多见，而全肾梗死较少发生。其中急性肾梗死临床发病率较低，尸检报告显示其发生率约为 1.4%。

2. 临床表现　肾梗死的临床表现缺乏特异性，大多急性肾梗死表现为突发的腹部持续性疼痛，其程度与病灶大小有关，也常表现为患侧腰痛，可伴恶心、呕吐、血尿、低热和血压升高等，多数疼痛剧烈，表现类似肾绞痛，甚至使用强阿片类镇痛药物也无法镇痛，而体征轻微。在临床中易被误诊为尿路结石、肾盂肾炎、胆囊结石和肠梗阻等。

（二）影像学表现

1. X 线平片　腹部 X 线平片对急性肾梗死显影较差，仅可显示陈旧性肾梗死，肾体积缩小，形态失常及梗死区内钙盐沉着。排泄性尿路造影时，患侧肾实质、肾盂和肾盏显影浅淡或不显影，而逆行肾盂造影时肾盂、肾盏显影良好。

2. CT 和 MRI 扫描

（1）楔形低密度 / 异常信号区：由于肾动脉分布特点，典型肾梗死常表现为肾实质内楔形或大片状肾组织灌注缺损区。CT 扫描常表现为楔形低密度区；MRI 扫描常表现为 T_1WI 低信号、T_2WI 高信号改变。增强扫描显示存在楔形或三角形无强化区域，尖端指向肾门，底部位于肾表面，病变与周围正常组织界限较清晰，无占位效应（图 2-2-6）。慢性期梗死区凹陷、萎缩，肾轮廓凹凸不平（图 2-2-7）。

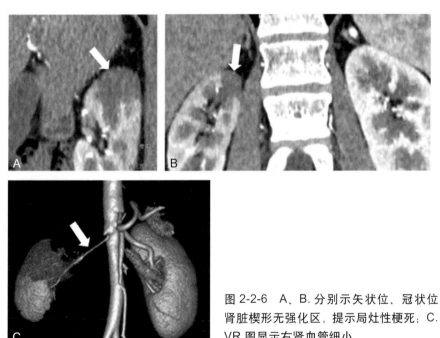

图 2-2-6　A、B. 分别示矢状位、冠状位肾脏楔形无强化区，提示局灶性梗死；C. VR 图显示右肾血管细小

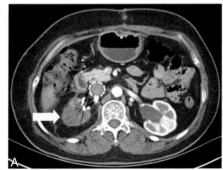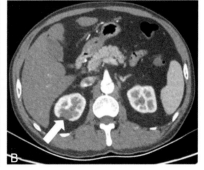

图 2-2-7　陈旧性肾梗死

A. 陈旧性肾梗死并边缘强化征；B. 局灶性肾梗死，边缘皮质缺损

（2）边缘强化征：腹部增强扫描中肾皮质有沿着被膜的条形连续或间断性强化，而髓质和皮髓质交界区未见正常强化（图2-2-8）。当肾动脉主干或较大分支发生完全闭塞时，肾实质的血流灌注大部分消失，而肾被膜动脉的穿支小动脉可代偿外层皮质的少部分血供，故表现为肾包膜下的边缘强化。

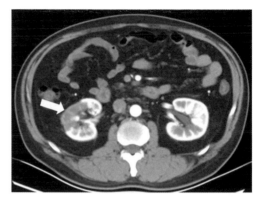

图 2-2-8　肾梗死边缘强化征

（3）肾周间隙异常改变：主要包括肾周间隙出现不同程度弥漫性或局限性斑片状影、桥隔增厚和肾筋膜增厚等改变（图2-2-9）。由于桥隔的分隔，肾周液体分布不均匀，形成斑片状高密度影区。桥隔增厚，表现为肾周脂肪层内交叉分布呈栅栏样的条索状高密度影；肾周筋膜增厚，表现为肾前、后筋膜增厚肿胀，边缘模糊。

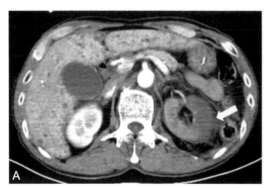
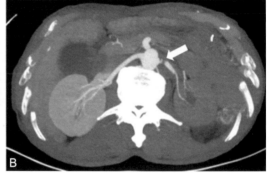

图 2-2-9　肾动脉血栓导致肾梗死

A. 左肾无强化区、肾周斑片影、桥隔增厚和肾前筋膜增厚；B. 左肾动脉主干血栓形成，肾动脉管腔明显狭窄

（4）反边缘强化征：腹部增强扫描中肾髓质表现为正常强化和灌注，而肾皮质则表现为边缘环形无强化区（图2-2-10）。反边缘强化征是肾皮质坏死的特异性征象。肾皮质坏死是一种以皮质坏死、继而钙化为特征的少见的动脉栓塞性病变。造成肾皮质坏死的潜在原因主要包括产科并发症（如胎盘早剥、前置胎盘、子宫出血、产褥期脓毒症、羊水栓塞和先兆子痫）、休克、败血症、弥散性血管内凝血或毒素。在新生儿中，50%以上的病例是由胎盘早剥引起。

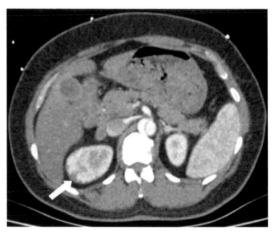

图 2-2-10　反边缘强化征

3. 肾动脉造影　可显示各种原因导致的肾动脉主干或其较大分支闭塞或管腔内部分性充盈缺损。完全性栓塞时，肾动脉及实质完

全不显影。节段性或亚段性栓塞，患段肾实质不显影。若有迷走肾动脉或包膜动脉供应部分边缘皮质，则肾实质部分显影或包膜下肾皮质显影，肾脏缩小，边缘轮廓不整。

 小贴士

肾梗死由肾血供中断引起，因此CTA增强扫描显示最佳。肾梗死需与肾炎性病变或尿路梗阻性病变相鉴别，后者肾多呈肿胀，呈现强化减低表现。

（三）典型病例

病例1：患者，女性，83岁，主诉患者12小时前无明显诱因出现右侧腰腹痛，疼痛无放射，伴恶心、呕吐，呕吐数次，呕吐物为胃内容物。查体：腹壁轻度肌紧张。既往患有高血压、冠心病及风湿性关节炎（图2-2-11）。

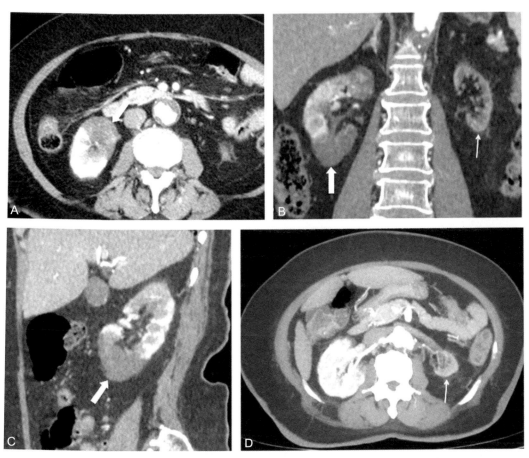

图2-2-11　双肾血管栓塞导致双肾梗死（右侧为急性、左侧为慢性）

A～D. 分别示CT增强扫描轴位、冠状位、矢状位及轴位。右肾多发楔形无强化梗死区（粗箭头），左肾体积缩小、弥漫性强化减低（细箭头）；D. 右肾动脉主干明显狭窄，左肾动脉纤细，局部管腔未见显影，左肾缩小、弥漫性强化减低

病例2：患者，男性，52岁，主诉胸闷、气短2小时余，腹痛伴肢体抖动、大汗，无恶心、呕吐。既往高血压病史2年余（图2-2-12）。

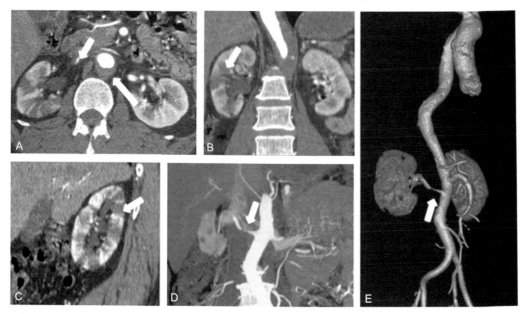

图2-2-12　腹主动脉壁间血肿累及右肾动脉伴右肾梗死

A.主动脉壁间血肿（长箭头）累及右肾动脉（短箭头）；B.冠状位显示右肾梗死灶（箭头）；C.矢状位显示右肾多发梗死灶（箭头）；D.MIP图显示右肾动脉近段纤细（箭头）；E.VR图显示右肾动脉近段纤细（箭头）

病例3：患者，男性，65岁，主诉9小时前骑电车被汽车撞击受伤，致头部、胸部及腹部等多处受伤，意识不清，行腹部CT增强扫描（图2-2-13）。

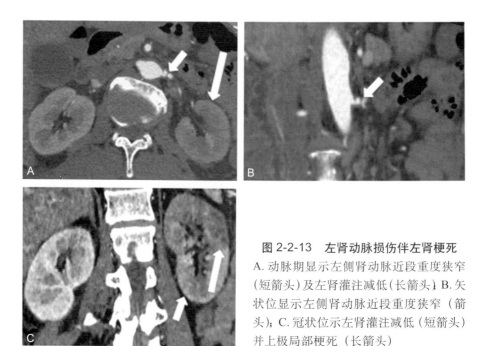

图2-2-13　左肾动脉损伤伴左肾梗死

A.动脉期显示左侧肾动脉近段重度狭窄（短箭头）及左肾灌注减低（长箭头）；B.矢状位显示左侧肾动脉近段重度狭窄（箭头）；C.冠状位示左肾灌注减低（短箭头）并上极局部梗死（长箭头）

（四）诊断报告中应提示的内容

（1）有无肾梗死。

（2）肾梗死的位置（皮质／皮髓）及范围。

（3）肾血管情况（血管分支减少、血管中断及管腔内充盈缺损）。

（五）临床医师需要了解的内容

（1）怀疑肾梗死患者应选用 CT 增强扫描，以明确血供情况而进行诊断。

（2）明确患者有无心血管疾病、外伤等现病史及既往病史情况。

（3）明确患者肾梗死位置，结合病史，推断病因。

（华　蓓）

三、尿道异物

（一）临床特征

1. 概述

（1）尿道异物是指外界物体以人为或意外等因素进入尿道或膀胱内。如果不及时将异物取出，可引起尿道破裂、泌尿系感染等并发症。

（2）男性尿道较长，且存在生理弯曲，异物易滞留于尿道内。女性尿道短且直，异物可滞留于尿道、膀胱内。

（3）尿道异物更多见于男性，大多为自行经尿道外口放入。原因多见于好奇、精神异常和畸形性行为等。异物种类繁多，常见的有成人用品、牙签、体温计、线绳、铁条、豆类、折断的导尿管和掏耳勺等，一般为条状易于塞入的物体。

2. 临床表现　尿道异物多有明确的病史，诊断不难。但多数患者发生尿道异物后心理压力大，部分患者隐瞒病情，须要耐心询问病情。

（二）影像学表现

（1）在 X 线平片或 CT 扫描等影像学检查中，尿道异物通常表现为尿道区条形高密度影、等密度影或低密度影，在 CT 平扫及多平面重建后基本可以明确诊断，还可以提供尿道异物是否穿透尿道及尿道周围软组织的情况（图 2-2-14）。

（2）部分异物穿透尿道时，异物尖端位于尿道轮廓外，周围软组织呈渗出性改变，部分病例可见少量气体影。

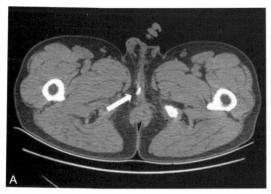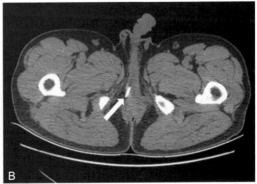

图 2-2-14　尿道异物（铁条）伴尿道破裂

（三）典型病例

病例 1：患儿，男性，6 岁，其父偶然发现患儿尿道口有异物。急带患儿来院就诊（图 2-2-15）。

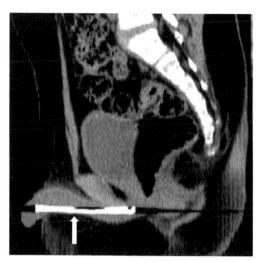

图 2-2-15 男性尿道异物
尿道内条形致密影伴周围金属伪影，术中证实为掏耳勺

病例 2：患者，男性，20 岁，入院前 10 天将牙签和塑料管插入尿道后出现排尿困难症状，伴尿痛和肉眼血尿，行盆腔 CT 平扫，术中证实尿道内异物为牙签及塑料管（图 2-2-16）。

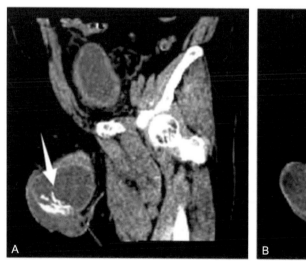
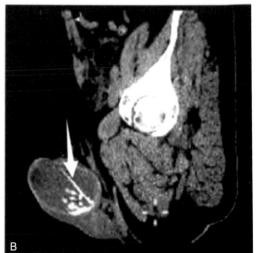

图 2-2-16 男性尿道异物
阴茎明显肿胀，尿道扩张、积液，其内可见多发条形高密度影

病例 3：患者，男性，18 岁，入院前 2 天在性自慰过程中将筷子插入尿道后出现排尿困难伴尿痛、血尿，伴下腹部疼痛。行盆腔 CT 平扫，术中证实尿道内异物为筷子（图 2-2-17）。

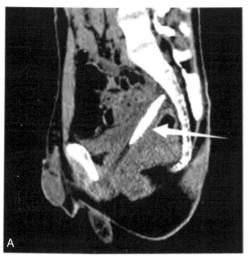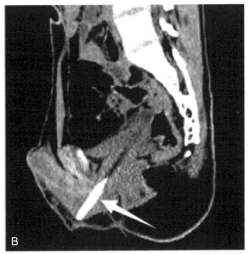

图 2-2-17　男性后尿道异物

后尿道内条形高密度影，头端达膀胱底部

（四）诊断报告中应提示的内容

（1）有无尿道异物。

（2）异物的具体位置、质地、形状、大小及长度。

（3）有无尿道穿孔、破裂及离断等，异物尖端是否超出尿道轮廓，尿道周围是否存在渗出、积气。

（4）有无并发症出现，如尿路梗阻、脓肿等。

（五）临床医师需要了解的内容

（1）尿道异物患者应首选 CT 扫描，其比 X 线检查能提供更多的解剖细节，对异物的形状及其与周围结构的毗邻提供精确的信息。

（2）明确是否存在尿道畸形。

（3）明确有无尿道破裂、梗阻和感染等并发症。

（于志军）

四、男性尿道损伤

（一）临床特征

1. 概述

（1）尿道损伤（urethral injury）是泌尿系统最常见的损伤，多发生于男性青壮年，女性仅占 3%。男性尿道长约 18cm，以尿生殖膈为界分为前、后两段，前尿道包括阴茎部和球部，后尿道包括膜部和前列腺部。前尿道损伤以球部为主，而后尿道损伤则多见于尿道膜部。尿道损伤根据损伤原因可分为开放性、闭合性和医源性三类。临床上以闭合性损伤最为常见，多为外来暴力所致，如骨盆骨折所致的膜部尿道断裂。

（2）由于解剖部位差异，各部位损伤的特点和治疗方法不尽相同，预后也存在差异。如处理不当，极易导致一系列的并发症，如尿失禁、尿道狭窄和性功能障碍等。因此，尿道损伤的早期处理是关键。

2. 临床表现

（1）疼痛：几乎所有的尿道损伤均会出现疼痛，前尿道损伤疼痛主要位于阴茎头和会阴部，后尿道损伤疼痛主要位于肛门、耻骨后和下腹部。

（2）血尿和尿道出血：尿道口出血是提示尿道损伤的主要表现。没有尿道出血并不能排除尿道损伤。

（3）尿外渗及血肿：尿生殖膈断裂时，可出现尿外渗及血肿。

（4）排尿困难。

（5）休克：骨盆骨折常合并邻近器官损伤，常见因大失血而引发失血性休克。

（二）影像学表现

1. X 线造影检查　尿道损伤典型的影像学特征为尿道走行区造影剂外渗。不完全断裂表现为在膀胱充盈时造影剂从尿道外渗，完全断裂表现为造影剂大量外溢且不伴有膀胱充盈。但是，单纯依靠尿道造影来区别完全断裂还是部分断裂并不是非常可靠。有些不完全断裂的患者，由于尿道括约肌的痉挛作用，也会造成完全断裂的假象。

逆行尿道造影 Goldman 分级如下。

类型 1（Ⅰ型）：后尿道因骨盆骨折盆腔血肿等受到牵拉，后尿道伸展但无渗出，但尿道黏膜完整。

类型 2（Ⅱ型）：尿生殖膈水平上的造影剂外渗（泌尿生殖膈完好无损）。

类型 3（Ⅲ型）：膜部和尿道球部近端周围造影剂渗入会阴（泌尿生殖膈断裂）。

类型 4（Ⅳ型）：膀胱颈损伤延伸至近端尿道。

4a 型（Ⅳa 型）：膀胱基底部损伤（不累及膀胱颈）伴尿道周围渗出，类似于真正的Ⅳ型尿道损伤（Ⅳ型和Ⅳa 型在尿道造影上难以区分）。

类型 5（Ⅴ型）：前尿道造影剂渗出（损伤与前尿道分离）。

2. CT 扫描　CT 平扫相对 X 线平片检查，也很难发现尿道损伤的直接证据，但能观察骨盆骨折情况，提示尿道损伤可能。有研究证实，增强 CT 扫描在诊断膀胱损伤方面很敏感，在尿道损伤方面并不敏感。尿道损伤的 CT 表现主要表现为膀胱旁的造影剂外渗。

3. MRI 扫描　其价值更多地体现在复杂尿道损伤患者的延迟治疗阶段，其图像可提供缺损长度、前列腺移位程度和是否存在假道等附加信息。

⭐ 小贴士

①尿道损伤见于 24% 的男性骨盆骨折（女性为 6%）；②Ⅲ型损伤（泌尿生殖膈破裂）是常见的形式；③泌尿生殖膈在逆行造影上直接高于对称的球部尿道锥形尖端。

（三）典型病例

病例 1：患者，男性，28 岁，主诉车祸后腹部、盆部疼痛 6 小时，当时血压最低"60/40mmHg"左右，行 CT 检查发现"骨盆骨折"（图 2-2-18），导尿引流出暗红色液体，以"骨盆骨折、创伤性膀胱破裂？失血性休克"收入住院。

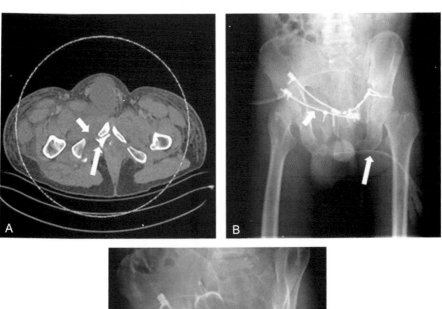

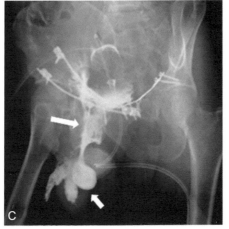

图 2-2-18　尿道球部部分断裂

A. 腹部增强 CT 延迟期轴位图像示前列腺周围可见游离造影剂外渗（长箭头），同层面可见右侧耻骨下支骨折（短箭头）；B. 尿道造影前透视见骨盆骨折及内固定物影；C. 尿道 X 线造影膀胱下方见大量造影剂聚集，延伸至右下软组织间隙及阴囊内

　　病例 2：患者，男性，25 岁，3 个月前从约 7m 高空坠落，就诊于当地医院急诊，尿管留置困难（图 2-2-19）。

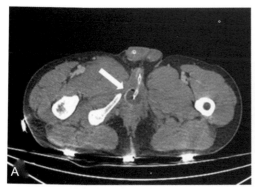
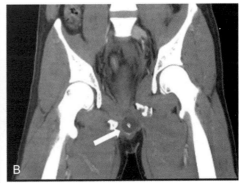

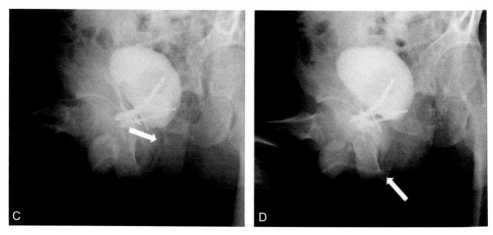

图 2-2-19　男性尿道损伤

A、B.CT 增强扫描显示导尿管球囊位于尿道区（箭头）；C. 经下腹壁 - 膀胱造瘘置管向膀胱内注入适量碘造影剂，嘱患者排尿，尿道近端显示（箭头），排出受阻。D. 经前尿道口向膀胱置管，置管头端置入受阻（箭头），不能到达膀胱

病例 3：患者，男性，30 岁，2 个月前因外伤尿道断裂，行手术治疗，术后排尿不畅（图 2-2-20）。

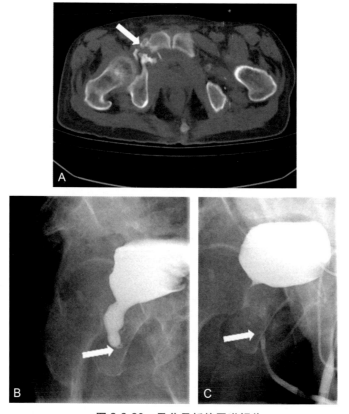

图 2-2-20　骨盆骨折伴尿道损伤

A. 盆腔 CT 平扫骨窗示耻骨上支骨折；B. 膀胱内注入造影剂后嘱患者排尿，造影剂向下经尿道至球部中断，约位于股骨颈水平；C. 尿道内置管逆行推入造影剂，造影剂上行受阻，于股骨颈水平截断

（四）诊断报告中应提示的内容

（1）有无尿道造影剂外渗。

（2）尿道损伤的位置（如果能发现）。

（3）是否合并膀胱破裂。

（五）临床医师需要了解的内容

（1）男性尿道损伤患者应首选逆行尿道 X 线造影检查，其比 CT 扫描更容易发现造影剂外渗，MRI 扫描也具有较高的应用价值，主要应用于延迟治疗阶段。

（2）逆行尿道造影不能判断尿道损伤是否为完全断裂或部分断裂。

（3）超声检查一般不可单独对尿道损伤程度进行术前诊断，因为超声检查无法完全显示整个尿道损伤程度及长度，对于病变显示亦不如 X 线造影图像直观。所以对于尿道损伤急性期患者，超声检查主要用于确定耻骨上膀胱穿刺造瘘的位置。

（秦洪涛）

五、膀胱破裂

（一）临床特征

1. 概述

（1）膀胱是腹膜间位空腔器官，排空时位于骨盆内，由泌尿生殖膈支持腹膜覆盖在其上方及后方，它的周围受到骨盆、肌肉的良好保护，不易受到损伤；膀胱充盈时顶部超出耻骨联合，与前腹壁相贴，从而失去骨盆的保护作用，容易受损伤，此为膀胱损伤的重要诱因。当直接或间接暴力等因素作用于膀胱壁就有可能发生破裂，膀胱破裂是泌尿外科急症，须紧急处理。

（2）根据损伤原因不同，膀胱损伤可分为闭合性损伤、开放性损伤和手术损伤 3 类。闭合性损伤多发生于膀胱膨胀时，约占膀胱损伤的 80%，因直接或间接暴力使膀胱内压力骤然升高或强烈振动而破裂，如撞击、踢伤、坠落或交通事故等。由于膀胱位于腹膜间位，故膀胱破裂可分为腹膜内型、腹膜外型和腹膜内外混合型。腹膜内型膀胱破裂多发生在膀胱充盈时，破裂部位多在腹膜覆盖的较为薄弱的顶部及后壁，裂口与腹腔相通，尿液进入腹腔可引起严重的尿性腹膜炎。

2. 临床表现 膀胱破裂发生后，尿液和血液流入腹腔，引起腹痛、排尿困难和血尿等症状，裂口与腹腔相通时尿液进入腹腔可引起严重的尿性腹膜炎。

（二）影像学表现

1. X 线造影检查 膀胱 X 线造影是诊断膀胱破裂最可靠的首选方法，准确性达 85%～100%，是诊断膀胱破裂的金标准，该方法通过向膀胱内注入造影剂，然后在 X 线透视下观察造影剂是否外溢至腹腔或盆腔，从而确诊是否有膀胱破裂（图 2-2-21）。

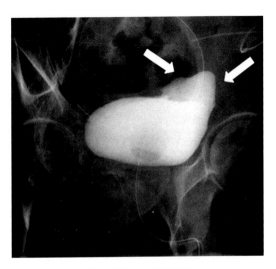

图 2-2-21　膀胱破裂
膀胱形态不规则，前上壁局部外凸

2. CT 扫描 造影剂外溢是膀胱破裂的直接证据，可明确破裂的部位、大小及尿液外渗的范围。膀胱破裂时 CT 表现为不同程度的腹水或腹膜外间隙积液，能准确地显示腹腔内少量积液且能与腹膜外积液加以鉴别，根据积液分布不同准确区别腹膜内型或腹膜外型膀胱破裂。腹膜内积液局限于膀胱上的膀胱外侧周围隐窝和膀胱直肠隐窝，并可扩散至结肠旁沟、肠间隙甚至肝脾周围；腹膜外积液局限于膀胱前间隙和周围间隙，可向上延伸至膀胱上、向前达脐部、向后至直肠后骶前间隙。对于临床疑似膀胱破裂者可行 CT 膀胱造影，逆行性 CT 膀胱造影在膀胱破裂的诊断方面与传统膀胱造影同样准确（图 2-2-22）。

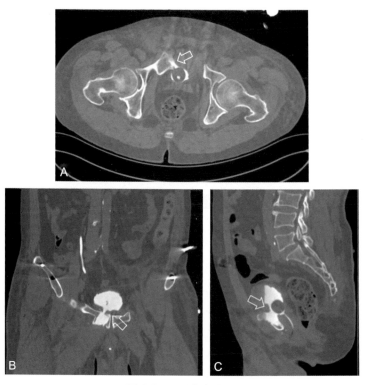

图 2-2-22　膀胱破裂
膀胱前壁不连续（箭头），膀胱内造影剂漏入到耻骨骨折处

⭐ **小贴士**

膀胱破裂的处理须迅速且全面，以确保患者生命安全并减少并发症的发生。在 X 线检查中应注意几种情况：①膀胱造影所需时间长，变换体位时对于合并骨折的患者非常痛苦，而且不能提供腹腔内其他器官的损伤情况。②准确区分膀胱破裂类型可为患者是否需要手术治疗提供帮助，如为腹膜内型膀胱破裂需立即手术修补。

（三）典型病例

病例 1：患者，男性，58 岁，主诉车祸致多处损伤 8 个小时。查体：神志淡漠，全腹压痛，骨盆挤压、分离试验均为阳性，留置尿管，冲洗液呈淡粉色（图 2-2-23）。

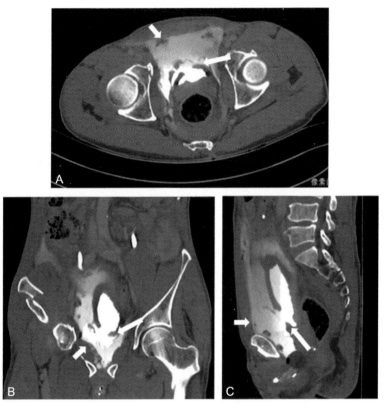

图 2-2-23 膀胱前壁破裂

A ～ C. 膀胱前壁局限性不连续（长箭头），膀胱内造影剂外漏，漏出的造影剂分布于膀胱外侧周围隐窝和膀胱直肠隐窝，并可扩散至结肠旁沟、肠间隙（短箭头），考虑为腹膜内积液，需立即手术修补。术中证实膀胱前壁破裂

　　病例2：患者，女性，39岁，主因"车祸伤致头面部、腹部、左下肢疼痛活动受限6小时"入院，尿液呈淡红色（图 2-2-24）。

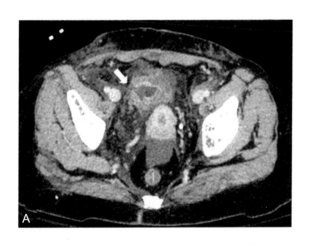

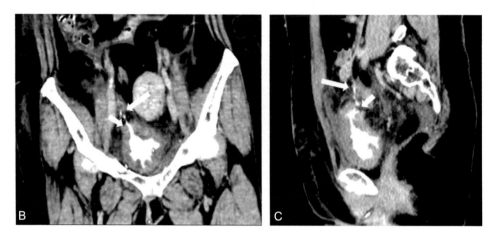

图 2-2-24　膀胱右上壁破裂

A ～ C. 膀胱充盈不佳，右上壁不连续（短箭头），膀胱内造影剂外漏，漏出的造影剂分布于膀胱外侧周围隐窝（长箭头）

　　病例 3：患者，男性，53 岁，主因"车祸致全身多处疼痛 3 小时"入院，下腹部疼痛，患者尿管内为血性尿液，既往高血压病史（图 2-2-25）。

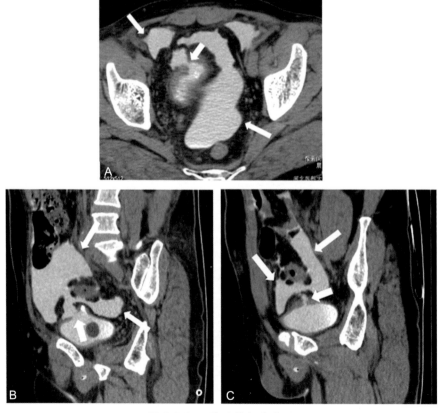

图 2-2-25　膀胱前上壁破裂

A ～ C. 膀胱充盈欠佳，前上壁不连续（短箭头）；膀胱内造影剂外漏，漏出的造影剂分布于膀胱直肠隐窝、肠间隙（长箭头）

（四）诊断报告中应提示的内容

（1）有无膀胱破裂。

（2）破裂口的位置，范围和大小。

（3）有无并发症出现，如腹水（血性）。

（4）根据积液分布不同准确区别腹膜内型或腹膜外型膀胱破裂等。

（五）临床医师需要了解的内容

（1）CT 扫描作为一种无创性检查手段已广泛应用于钝性创伤后腹盆部检查，具有检查时间短、范围广，还能提供多器官损伤情况，且无须变换体位扫描的优点。

（2）CT 扫描不仅能准确显示膀胱损伤，结合增强扫描还能鉴别外渗的尿液、血液，对异物及骨盆骨折的敏感性明显高于 X 线平片，尤其适用于诊断不明者的检查。

（3）膀胱 X 线造影是诊断膀胱破裂的金标准，逆行性 CT 膀胱造影在膀胱破裂的诊断方面与传统膀胱造影同样准确。

（4）腹膜内型膀胱破裂需立即手术修补。

（季泽强）

第三节　生殖系统典型危急值

一、睾丸扭转

（一）临床特征

1. 概述

（1）睾丸扭转，又称精索扭转，是指患者精索发生扭转，压迫血管，无法向睾丸供血，从而引起睾丸损伤或坏死。

（2）睾丸扭转常见于儿童及青少年，持续扭转 90°、180°、360° 和 720° 时，发生睾丸坏死的时间分别为 7 天、3～4 天、12～24 小时和 2 小时。在儿童中，突发的睾丸疼痛约 10% 是本病所致。25 岁以下男性中，本病发生率约为 0.025%。

2. 临床表现　为急性阴囊疼痛，通常是单侧的，起病急剧，疼痛可能放射到腹股沟区或下腹部。受影响的睾丸及阴囊会出现明显肿胀，触摸时可能感到温热。由于疼痛和应激反应，患者可能出现恶心和呕吐。在一些情况下，阴囊皮肤可能会出现发红或青紫，特别是在扭转时间较长时。睾丸可能在阴囊中位置不正常，如高位或变形。

（二）影像学表现

在 CT 或 MRI 等影像学检查中，睾丸扭转通常表现为以下影像学特征：

1. CT 扫描　睾丸肿胀，睾丸组织可能表现为低密度区，显示出急性血液供应障碍。另外附睾可能出现肿胀或位置异常。

2. MRI 扫描　可能显示睾丸组织的信号改变，这取决于扭转的持续时间和睾丸组织的状态。急性期通常显示为低信号，晚期可能表现为高信号（图 2-3-1）。

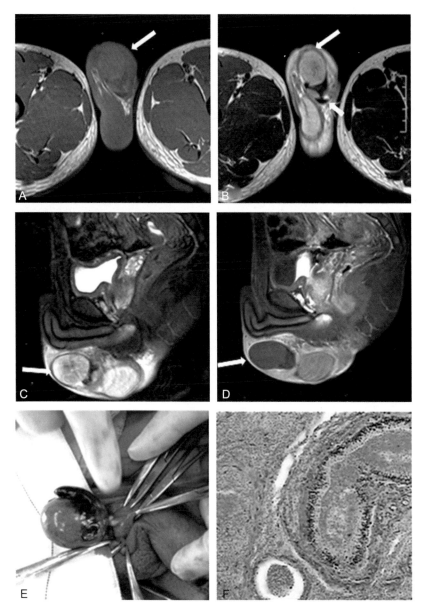

图 2-3-1 睾丸扭曲

A. 睾丸 T_1WI 序列信号稍增高（长箭头）；B. 睾丸 T_2WI 序列信号稍降低（长箭头），并见迂曲精索（短箭头）；C、D. 增强扫描患侧睾丸未见强化；E. 手术所见，患侧精索扭转，精索及附睾、睾丸淤血；F. 病理图片，（左）睾丸及附睾组织出血、坏死（HE×40）

引自：薛丹丹，2018. 睾丸扭转的 MRI 特征及手术病理对照 [J]. 实用放射学杂志，34(3):395-397, 430.

（三）典型病例

病例 1：患儿，男性，13 岁，主诉 3 天前无明显诱因突然出现左侧睾丸疼痛。查体：双侧阴囊皮肤无红肿，左侧睾丸呈横位，抬举痛明显，右侧睾丸、附睾无明显触痛。门诊行阴囊及精索静脉超声示：左侧睾丸附睾回声异常，未见明显血流信号——考虑扭转，左侧睾丸附睾积液，右侧附睾头肿胀。手术证实精索逆时针旋转约 720°，鞘膜腔内少量暗红色血性液体，睾丸附睾间见一淤血块（图 2-3-2）。

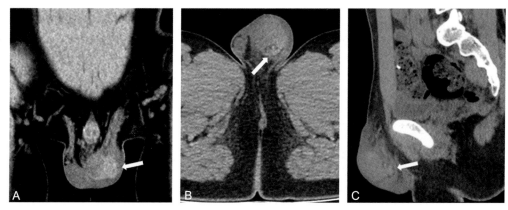

图 2-3-2　A. CT 平扫冠状位，左侧睾丸位置升高，局部密度增高；B、C. CT 平扫轴位及矢状位，精索扭曲

病例 2：患者，男性，22 岁，右侧阴囊突然疼痛 3 小时入院，疼痛向右侧腹股沟区放射，行盆腔 CT 平扫如下所示（图 2-3-3）。

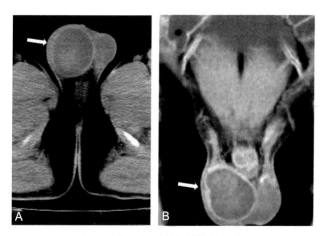

图 2-3-3　右侧睾丸扭转伴出血

A.CT 平扫示右侧肿大的睾丸，内可见片状高密度出血灶；B.CT 增强见睾丸环形强化，坏死区未见明显强化，右侧精索较对侧稍增粗

病例 3：患者，男性，18 岁，左侧阴囊疼痛、不适 2 个月入院，入院后行阴囊 MRI 平扫（图 2-3-4）。

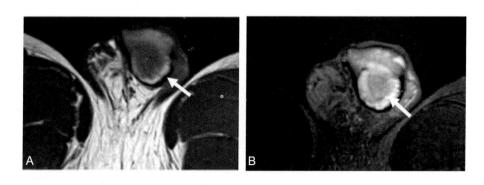

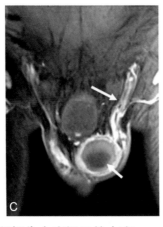

图 2-3-4　左侧睾丸扭转伴出血、坏死
A.T$_1$WI 示左侧睾丸内片状、条索状高信号出血影，B、C.T$_2$WI 及 T$_1$WI 增强扫描示左睾丸低信号坏死区（短箭头），左侧精索增粗伴其中心片状低信号影（长箭头）

（四）诊断报告中应提示的内容

（1）睾丸有无增大、位置是否改变。

（2）睾丸密度有无增高／减低。

（3）精索走行是否异常。

（五）临床医师需要了解的内容

（1）睾丸扭转患者应首选超声检查，但在复杂情况下或需要排除其他疾病时 CT 平扫加增强扫描可以提供帮助。

（2）MRI 扫描可用于评估睾丸组织的损伤程度和血流状态，尤其是在超声结果不明确时。

（解利涛）

二、睾丸破裂

（一）临床特征

1. 概述

（1）睾丸破裂是指睾丸在受到外界暴力作用下，发生的睾丸白膜破裂，并伴有不同程度的睾丸组织损伤。

（2）睾丸破裂大多数是由于强大外力作用于睾丸所引起的，多为单侧性损伤，引起睾丸破裂的常见原因有砸伤、踢伤、撞伤骑跨伤、挤压伤、刀枪伤及交通事故等。好发于活泼好动的男性青壮年、安全防范意识低的男性司机。

2. 临床表现　为急性疼痛、阴囊肿胀、局部淤血和瘀斑。此外，睾丸破裂还会导致睾丸形态的改变，使其失去正常的椭圆形或圆形外观，变得不规则或扁平。除了上述主要临床表现外，部分患者还可能出现恶心、呕吐和头晕等全身症状，以及尿频、尿急和尿痛等泌尿系统症状。

（二）影像学表现

在 CT 或 MRI 等影像学检查中，睾丸破裂通常表现为以下影像学特征：

1. CT 扫描　受损的睾丸出现明显的变形和肿大。由于睾丸内部组织的损伤和出血，CT 图像上表现为睾丸实质内存在广泛散在的斑片状高低混杂密度影。睾丸白膜的断裂是睾丸破裂的直接征象。睾丸破裂后，周围可能出现血肿或积液，这些在 CT 图像上表现为阴囊内的均匀或不均匀的高密度影（图 2-3-5）。

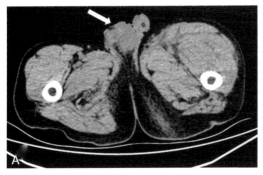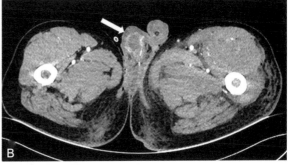

图 2-3-5 右侧睾丸破裂

A. CT 平扫轴位示右睾丸变形，其内高低混杂密度影；B.CT 增强扫描示睾丸白膜不连续

2. MRI 扫描　睾丸形态失常，睾丸白膜不连续。睾丸白膜在 T_1WI 和 T_2WI 中均显示为薄的低信号膜，睾丸破裂表现为低信号膜连续性中断。由于睾丸内部组织的损伤和出血，MRI 上出现多样化的信号特征（图 2-3-6）。

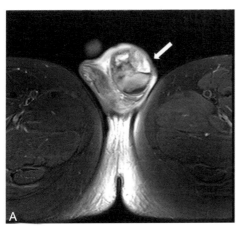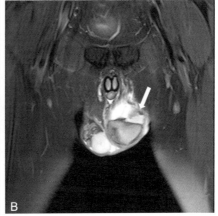

图 2-3-6 左侧睾丸破裂

A. T_2WI 轴位示左睾丸形态失常，白膜不连续，周围积液（血性）；B. T_2WI 冠状位

（三）典型病例

病例 1：患者，男性，58 岁，主诉 8 小时前发生车祸，伤及会阴部，伤后即感阴囊及右侧睾丸区剧烈疼痛，并伴有阴囊出血（图 2-3-7）。

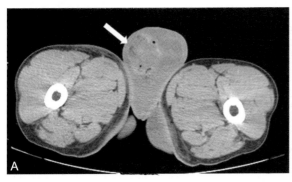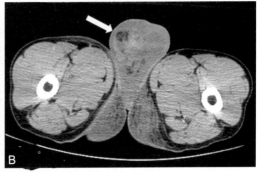

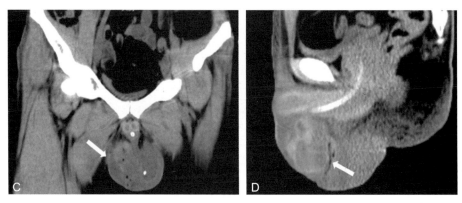

图 2-3-7 右侧睾丸破裂

A、B. CT 平扫轴位；C. CT 平扫冠状位；D. CT 平扫矢状位。右侧睾丸增大、形态失常，白膜不连续，睾丸内可见出血、积气及脂肪密度影，周围少量积液

病例 2：患者，男性，60 岁，主诉患者睾丸外伤伴急性左阴囊肿胀和压痛，入院后行 MRI 平扫检查（图 2-3-8）。

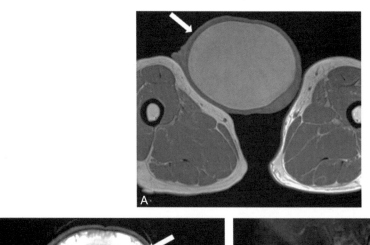

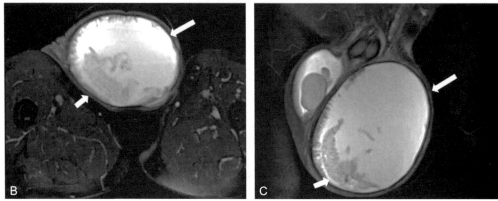

图 2-3-8 左侧睾丸破裂

A. T_1WI 轴位、B. T_2WI 轴位、C. T_2WI 冠状位。左侧阴囊内血肿（长箭头），与左侧睾丸（短箭头）分界不清，左侧睾丸受压、形态失常

病例 3：患者，男性，10 岁，主诉在篮球比赛中，被人用膝盖击中会阴部，剧烈疼痛，

入院后行 CT 平扫及增强检查，手术证实右侧睾丸破裂（图 2-3-9）。

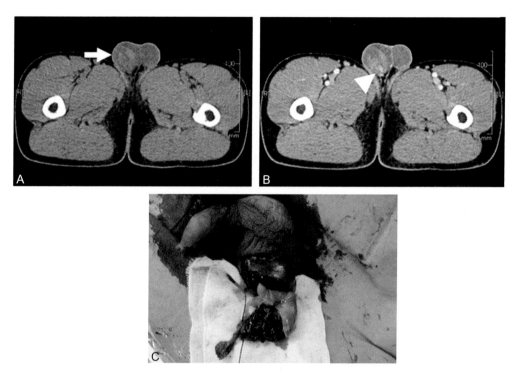

图 2-3-9　右侧睾丸破裂

A.CT 平扫显示右侧睾丸壁连续性欠佳，其内密度增高（箭头）；B. 增强 CT 显示睾丸壁不连续，后方可见造影剂外渗（箭头）；C. 手术证实右侧睾丸白膜撕裂和睾丸脱垂

（四）诊断报告中应提示的内容

（1）睾丸有无增大、位置是否改变和形态是否规则。

（2）睾丸密度或信号有无增高 / 减低。

（3）白膜是否完整，是否存在断裂或缺损。

（4）周围组织是否存在血肿或积液。

（五）临床医师需要了解的内容

（1）临床医师需要了解图像上是否明确显示睾丸破裂，以及破裂的程度和范围。

（2）了解睾丸内部和周围组织的出血和损伤情况，包括出血的量、位置及是否累及周围组织。

（张天资）

三、卵巢扭转

（一）临床特征

1. 概述

（1）卵巢扭转常由于卵巢来源肿物过大或者过重，受到外力或者重力作用导致卵巢固有韧带发生扭转，固有韧带里面有供应卵巢肿物的血管，从而卵巢供血血管发生了扭曲，使卵巢及肿物缺血，甚至坏死破裂，引起剧烈腹痛。右侧卵巢扭转发病率较高。因为其可能导致附件血供障碍，所以对女性卵巢功能有不可逆的损伤，甚至对生育能力有影响。

（2）卵巢扭转为妇科常见的急腹症之一，可发生在任何年龄的女性，多发生于育龄期女性，绝经后女性少见。其中约70.6%的患者年龄介于20～39岁，约10%的卵巢肿物可发生扭转。该病变好发于瘤蒂较长、中等大小、活动度良好和重心偏于一侧的肿瘤，如成熟畸胎瘤。多发生在体位急骤变动时、妊娠早期或产后。

2. 临床表现　缺乏特异性。目前认为最典型的症状是体位改变或剧烈运动后突然发生一侧下腹的剧痛，常见的表现多为腹痛，附件肿物及下腹部的压痛、反跳痛，可伴有恶心呕吐，重者甚至发生休克。疼痛的程度、范围和持续时间因人而异，疼痛持续时间从几小时到几个月不等。卵巢扭转的危险因素有很多，包括妊娠、辅助生殖技术、卵巢过度刺激综合征、既往附件扭转病史、多囊卵巢综合征、子宫内膜异位症及输卵管结扎史等。

（二）影像学表现

CT扫描

（1）卵巢不对称性增大、子宫向患侧附件区偏移和输卵管壁水肿增厚。

（2）卵巢肿物旁条索状结构，一侧与瘤体相连，一侧与宫体相连。

（3）卵巢肿物旁结节或肿块样结构。

（4）"鸟嘴"征或"漩涡"征（图2-3-10）。

（5）盆腔积液（血性）。

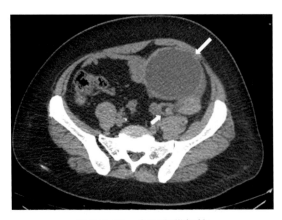

图2-3-10　左侧卵巢扭转
CT平扫示左侧附件区囊性病变（长箭头），其后方可见漩涡状改变（短箭头）

⭐ *小贴士*

在CT扫描中应注意几种情况：①子宫肿瘤与卵巢扭转可能有重叠或相似影像学表现，有时难以鉴别；②盆腔积液（血性）也可以由腹腔肿瘤或外伤等引起，因此其不是卵巢扭转独有征象；③盆腔区"鸟嘴"征或"漩涡"征亦可由盆腔其他病变引起，如低位小肠扭转，应加以鉴别。

（三）典型病例

病例1：患者，女性，63岁，主诉腹痛17小时，加重5小时（图2-3-11）。

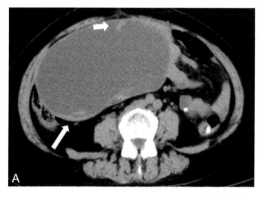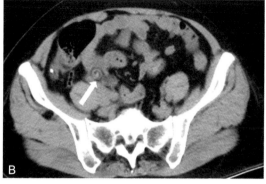

图 2-3-11　右侧卵巢扭转

A.CT 平扫示右腹盆腔内见囊性占位性病变（长箭头），病变内见分隔（短箭头）；B.病变下方可见条形软组织密度影呈漩涡状走行（箭头），临床手术证实为右卵巢良性肿瘤伴蒂扭转

病例 2：患者，女性，50 岁，主诉腹痛 5 天，加重 1 天，入院后行 CT 平扫（图 2-3-12）。

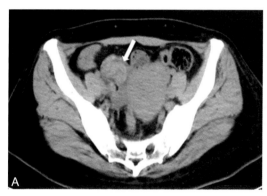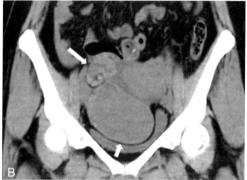

图 2-3-12　右侧卵巢占位伴扭转

A. 盆腔 CT 平扫，右侧附件区可见迂曲软组织密度影，局部呈漩涡状（白箭头）；B. 盆腔 CT 冠状位重建，右侧附件区漩涡状稍高密度影（长箭头）与其后方肿块相连（短箭头）

（四）诊断报告中应提示的内容

（1）有无卵巢扭转。

（2）是否合并卵巢肿物。

（3）有无并发症出现，如肿瘤破裂出血、周围组织炎性改变和盆腔积血等。

（五）临床医师需要了解的内容

（1）卵巢扭转患者应首选 CT 平扫加增强扫描（快速、便捷），其比超声检查更容易发现卵巢肿瘤性病变及其位置。

（2）卵巢扭转不一定在影像学上都可以看到典型的"漩涡"征或"鸟嘴"征。

（3）明确有无卵巢扭转并发症的出现。

（李利廷　李　孟）

四、子宫肌瘤蒂扭转

（一）临床特征

1. 概述

（1）子宫肌瘤蒂扭转是指带蒂或者根部较细的浆膜下肌瘤发生扭转，导致肌瘤的血液循环受阻，进而引起一系列临床症状，如腹痛、肌瘤坏死出血，甚至肌瘤脱落等。

（2）女性子宫肌瘤的发病率较高，为 20% ～ 40%。然而，并非所有子宫肌瘤都会发生蒂扭转，具体发病率因个体差异而异，但总体上属于相对少见的情况。蒂扭转主要发生在浆膜下带有蒂部的肌瘤，这种肌瘤容易随体位改变、剧烈运动而发生扭转。妊娠期间由于激素水平变化，肌瘤容易增大，增加蒂扭转的风险。

2. 临床表现　为剧烈、难以忍受的腹痛，多发生在体位改变后。剧烈腹痛时可伴有恶心、呕吐等胃肠道症状。由于疼痛刺激交感神经，患者可能出现出冷汗、面色苍白等症状。

（二）影像学表现

在 CT 或 MRI 等影像学检查中，子宫肌瘤蒂扭转通常表现为以下影像学特征：

1. 基本形态与位置　CT 扫描及 MRI 扫描显示蒂扭转的浆膜下子宫肌瘤通常表现为子宫外的肿块，突出于子宫表面。蒂扭转可能导致子宫肌瘤的形态不规则。

2. 密度与信号　病变通常边界清晰，但由于蒂扭转可能导致血供减少或中断，CT 扫描可能会看到肿块内部密度不均匀，甚至出现低密度坏死区。子宫肌瘤 MRI 信号特征在 T_1WI 上常呈等信号或低信号，在 T_2WI 上肌瘤的信号可能呈低信号、混杂信号或高信号，这取决于肌瘤内部的组织成分和坏死程度，一般来说，坏死区域在 T_2WI 上表现为高信号。

3. 强化特征　增强扫描可观察到肌瘤的血供明显减少，甚至部分区域无强化。部分蒂扭转的子宫肌瘤可出现暗扇形征象，这一征象反映了蒂扭转附近子宫肌壁灌注的减少，当蒂有足够的刚性来压迫子宫肌壁时可以看到这种征象。部分肌瘤边缘可出现薄的条带状强化征象，这一征象反映了侧支包膜灌注（图 2-3-13，图 2-3-14）。

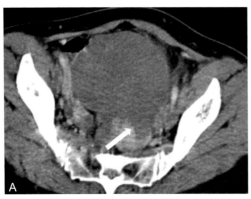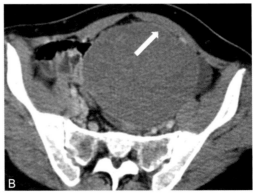

图 2-3-13　浆膜下子宫肌瘤蒂扭转

患者，女性，44 岁。A. CT 增强扫描可见子宫肌瘤内部强化不明显，局部见暗扇形征象（箭头）；B. CT 增强扫描显示子宫肌瘤边缘薄的条状强化（箭头），病变内部强化不明显

引自：Ohgiya Y, Seino N, Miyamoto S, et al, 2018. CT features for diagnosing acute torsion of uterine subserosal leiomyoma[J]. Jpn J Radiol, 36（3）:209-214.

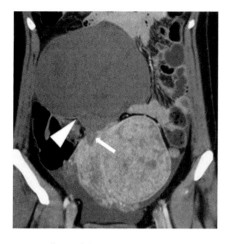

图 2-3-14　浆膜下子宫肌瘤蒂扭转

患者，女性，35 岁。CT 增强扫描冠状位显示子宫肌瘤内部强化不明显，局部见暗扇形征象（箭头），边缘薄的条状强化（三角箭头）

图片来源同图 2-3-13

（三）典型病例

病例 1：患者，女性，28 岁，主诉腹痛、呕吐和阴道出血 3 天，最近 1 天加重。查体：患者腹部肿胀，有一盆腔肿块延伸至脐上方，患者生命体征稳定。实验室检查显示为小细胞低色素性贫血（图 2-3-15，图 2-3-16）。

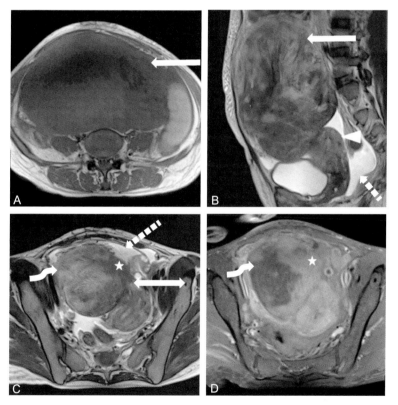

图 2-3-15　浆膜下子宫肌瘤扭转

MRI 显示左宫角区有一个巨大实性腹盆腔肿块与子宫相连。A. 肿块在轴位 T_1WI 上表现为低信号；B. 肿块在矢状位 T_2WI 上表现为高低混杂信号；C. 肿块大部分在 T_2WI 上呈不均匀高信号（弯曲箭头）；D. MRI 增强扫描可见病变内可见无强化区

引自：Dhillon MS, Garg A, Sehgal A, et al, 2023. Torsion of a huge subserosal uterine leiomyoma[J]. A challenging case of acute abdomen.SA J Radiol, 27（1）:2641.

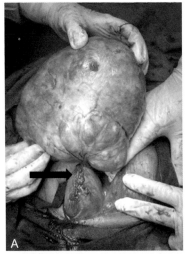
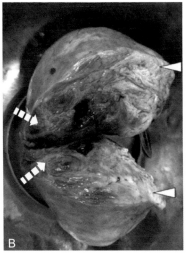

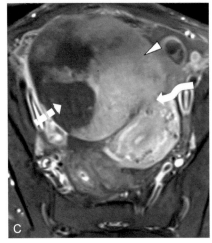

图 2-3-16　切除扭转的浆膜下子宫肌瘤大体标本和切面

A. 术中发现肿块为一巨大的浆膜下子宫肌瘤，伴有扭转的血管蒂（箭头）；B. 大体标本切面显示肿块内大部分出血坏死（虚线箭头）；C.MRI 增强扫描显示肿块内低强化区（虚线箭头），与图 B 中虚线箭头处相对应

图片来源同图 2-3-15

病例 2：患者，女性，40 岁，主诉妊娠 32 周伴有严重的左上腹痛，怀疑左卵巢扭转，行腹部及盆腔 MRI 扫描（图 2-3-17）。

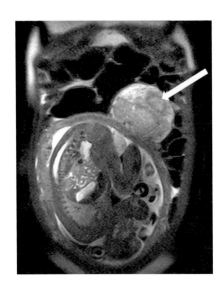

图 2-3-17　浆膜下子宫肌瘤扭转

MRI 示左侧上腹部子宫底椭圆形肿块，直径约 9.8cm，T_1/T_2WI 信号不均匀

引自：Shin, ES, Kang, HS, 2021. Case of suspected torsion and amputation of myoma during pregnancy[J]. Annals of medicine and surgery, (2012)71:103007.

病例 3：患者，女性，44 岁，主诉因下腹疼痛 2 天前来院就诊，入院后行 CT 及 MRI 平扫（图 2-3-18）。

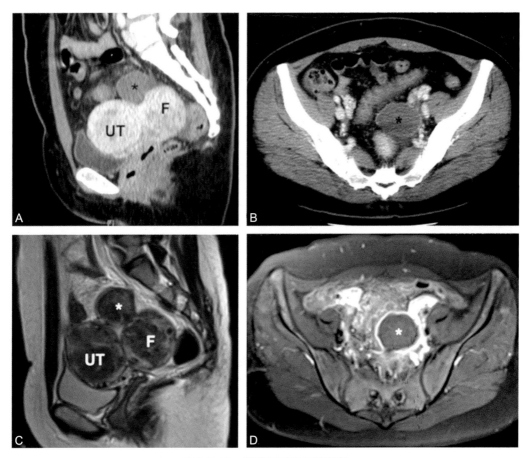

图 2-3-18 浆膜下子宫肌瘤扭转

A. 矢状位 CT 增强扫描显示浆膜下肌瘤（F）增强，子宫附着肿块（UT）低增强；B. 轴位 CT 增强显示肿块边缘强化（*）；C. 矢状面 T₂WI 显示浆膜下肌瘤（F）和另一个肿瘤（*）；D.T₁ 增强扫描显示肿块边缘增强（*）

引自：Endo Y, Takahashi T, Matsumiya T, et al, 2020. Successful management of preoperatively diagnosed torsion of a subserosal uterine fibroid by pneumoperitoneum laparoscopic single-port surgery[J]. Fukushima J Med Sci, 65(3):128-132.

（四）诊断报告中应提示的内容

（1）描述子宫的整体位置和形态。

（2）明确指出子宫肌瘤的存在，描述其大小、数目、位置及是否因蒂扭转而发生位置变化。

（3）肌瘤的密度、信号情况，是否均匀，有无因扭转导致的出血、坏死等变化。

（4）描述蒂扭转的情况，如蒂部的粗细、扭转角度、有无血栓形成等。

（五）临床医师需要了解的内容

（1）早期识别是关键：子宫肌瘤蒂扭转由于情况紧急，影像学检查（如 CT 和 MRI）

可以及时提供关键的解剖学信息。

（2）增强扫描显示肌瘤内低强化或无强化、暗扇形征及薄的条带状强化，可能提示缺血坏死等信息。

（3）需要鉴别的疾病如子宫肌瘤变性、卵巢肿瘤蒂扭转和子宫腺肌病等，需要通过询问病史、体格检查和影像学检查来综合判断。

（张天资）

五、异位妊娠破裂

（一）临床特征

1. 概述

（1）异位妊娠破裂是指受精卵植入子宫腔以外的部位，随着胚胎的生长，导致植入部位的组织破裂，引起内出血和急腹症的一种妇科急症。

（2）异位妊娠危险因素：慢性输卵管炎、输卵管发育异常、使用宫内避孕器（＞2 年）、反复人工流产、盆腔炎、输卵管手术史、宫外孕和使用辅助生殖技术等。

2. 临床表现　停经史、妊娠试验阳性和突发性下腹痛，常伴有不规则阴道出血，可合并肛门坠胀感、恶心、呕吐和尿频等症状。腹腔持续性出血可表现为失血性休克、晕厥等表现。后穹隆穿刺可见不凝血。

3. 异位妊娠好发部位　输卵管妊娠约占 98%；其他部位包括间质部妊娠、宫角妊娠、宫颈妊娠和剖宫产后瘢痕妊娠等；还可发生卵巢妊娠、腹腔内妊娠等少见情况。

（二）输卵管妊娠及破裂影像学表现

1. CT 检查　可用于评估严重的妇科急腹症，优于超声检查。

（1）直接征象：CT 平扫可见输卵管扩张、增粗，呈"腊肠"样改变；附件区密度不均的囊性肿块（图 2-3-19）。

CT 增强扫描输卵管厚壁环形强化。包块出血时呈不均匀强化；出血性肿块存在胎儿胎盘组织时可见呈椭圆形或不规则形的实性强化。

（2）间接征象：异位妊娠破裂时可见腹腔、盆腔积血。中量及大量盆腔积血是输卵管异位妊娠破裂的重要征象。存在活动性出血时可见造影剂外渗。

2. MRI 扫描　MRI 的软组织分辨率较高，能全面清晰地观察胎囊和周围结构的解剖关系，明确定位，有利于临床诊断。

（1）直接征象：胎囊包括液性的胎囊液和实性的绒毛组织，平扫时实性组织 T_1WI 大多呈等信号，孕囊内出血时其内可夹杂片状、线状略高或高信号。T_2WI 呈等、高信号，高信号常表现为 1 个或多个类圆形影，包膜呈低信号。绒毛间隙及其内部成分、出血在 T_2WI 上可见低信号。增强扫描可见囊壁强化（图 2-3-20）。

（2）间接征象：输卵管积血、盆腔积血。

（3）异位妊娠破裂：破裂口处包膜低信号环消失，与出血凝血块粘连，呈混杂信号。

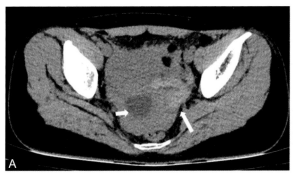
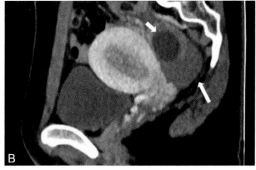

图 2-3-19 异位妊娠破裂

A.CT 平扫示盆腔积血（长箭头），子宫后方可见囊性病变（短箭头）；B.CT 增强矢状位盆腔积血，子宫后方囊性病变边缘可见弧形强化影，边界清（短箭头）

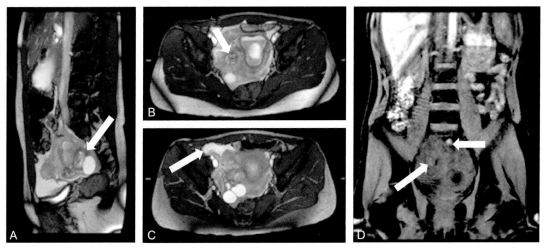

图 2-3-20 右侧输卵管妊娠破裂

女性，28 岁，辅助生殖术后宫内妊娠 7 周，A. 矢状位 T_2WI、B. 轴位 T_2WI、C. 轴位 T_2WI、D. 冠状位 T_1WI 压脂图像。腹部 MRI 显示了腹腔积血和复杂的破裂右侧附件肿块，以及一个存活的宫内妊娠囊肿；A 图显示了复杂的、右侧附件的混合囊实性肿块，周围有游离液体；B 图显示了在复杂右侧附件肿块内的右侧多囊卵巢；C 图显示了盆腔中等量的游离液体；D 图像显示了与血液产物和腹腔积血一致的高信号点状病灶

引自：Kong M, Paramesparan K, Keshvala C, et al, 2020. Acute abdomen or life-threatening heterotopic pregnancy with tubal rupture: where does imaging play a role[J]. BMJ Case Rep, 13（12）:e239178.

（三）典型病例

病例 1：患者，女性，27 岁，主诉家中睡眠时突发腹痛 5 小时余，开始为脐周隐痛，短时间变为全腹剧痛，伴恶心、呕吐。查体：脐周压痛，无反跳痛、肌紧张。末次月经较前明显减少，月经干净 7 天后再次阴道少量出血，为咖啡色分泌物，持续 3 ～ 4 天（图 2-3-21）。

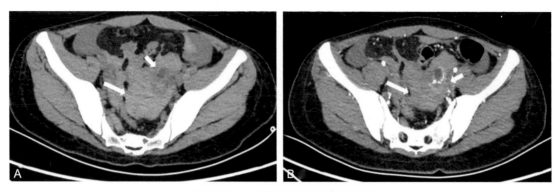

图 2-3-21　左侧输卵管异位妊娠破裂

A.CT 平扫示盆腔积血（长箭头），左侧附件区高低混杂密度影（短箭头）；B.CT 增强扫描示左侧附件区囊性病变周围多发点片状强化影（短箭头），提示存在活动性出血

病例 2：患者，女性，30 岁，4 天前无明显诱因出现中上腹胀痛不适，疼痛间歇性发作。5 年前有剖宫产手术史。B 超检查示：腹水、盆腔积液。实验室检查提示 HCG：13 363.00mIU/ml。入院后行 CT 平扫及增强扫描，MRI 平扫及增强扫描（图 2-3-22）。

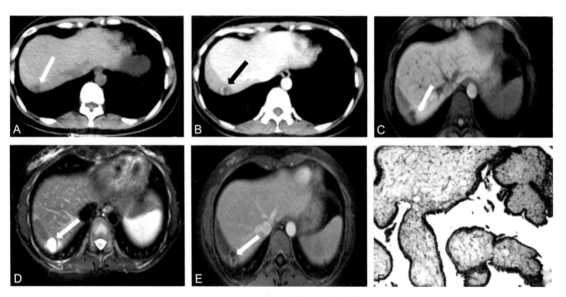

图 2-3-22　膈肌异位妊娠破裂出血

A.CT 平扫肝顶部近膈下见小圆形稍低密度影（箭头）；B.CT 增强后病灶环形强化（箭头）；C. MRI 平扫右侧膈肌下方病灶，T_1WI 呈低信号（箭头）；D.T_2WI 呈高信号（箭头）；E.增强扫描呈环形强化（箭头）；F. 镜下见绒毛组织（HE 染色 ×100）

病例 3：患者，女性，34 岁，G2P1，孕 9 周，因突发右下腹疼痛，伴恶心呕吐就诊。当日孕酮 44.970ng/ml，雌二醇 2797.0pg/ml，HCG 61 246.00mU/ml。专科检查：右侧附件区压痛阳性，左侧附件区未触及明显异常。患者于急诊入院 2 天后，在全身麻醉下行剖腹探查术、腹腔镜右侧输卵管妊娠切开取出术、盆腔引流术。镜下见子宫增大，如孕 50 天大小，右侧输卵管增粗迂曲，峡部见一大小约 2cm×2cm 大小的暗红色妊娠组织，中央可见一破

口，活动性出血，双侧卵巢、左侧输卵管外观未见明显异常，术中考虑右侧输卵管峡部妊娠，腹腔内出血（图 2-3-23）。

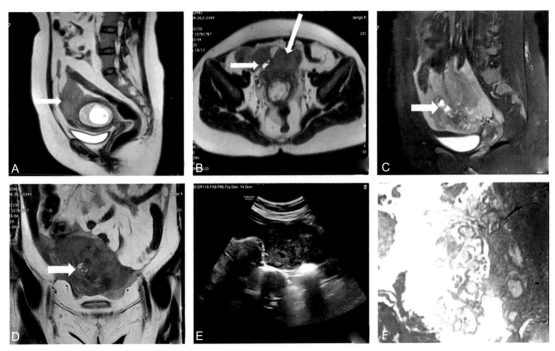

图 2-3-23　宫内、外复合妊娠伴宫外妊娠破裂出血

A ～ D.MRI T_2WI 矢状位（A）、T_2WI 轴位（B）、T_2WI 压脂矢状位（C）、T_2WI 冠状位（D）。显示宫腔内可见类圆形高信号妊娠囊，子宫前方及上方积血，呈中等 - 稍高信号（长箭头），右侧附件区小类圆形高信号，考虑为异位妊娠囊（短箭头）；E. 超声提示右下腹探及不均回声，边界不清，内未见明显血流信号；F. 病理（HE 4×10）提示，送检血凝块中有少量退变、坏死的胎盘绒毛，符合妊娠

（四）诊断报告中应提示的内容

（1）确认是否存在异位妊娠破裂和可能的出血量。

（2）明确异位妊娠破裂是否合并有其他妇科疾病，如子宫肌瘤、卵巢囊肿等。

（五）临床医师需要了解的内容

（1）异位妊娠破裂首选超声检查，对于不明确或高风险患者，可进一步使用 CT 平扫加增强扫描帮助临床医师明确诊断。

（2）CT 扫描结果需要结合临床症状、体征和实验室检查结果综合评估。

（3）明确异位妊娠破裂的严重程度和可能的并发症，以便及时采取治疗措施。

（井淑艳）

参 考 文 献

白人驹，徐克，2013. 医学影像学 [M]. 7 版 . 北京：人民卫生出版社 .

柴菁，闫鹏飞，徐后莹，2024. 螺旋 CT 联合多平面重建技术诊断卵巢囊肿蒂扭转的效果观察 [J]. 实用妇科内分泌电子杂志，11(17):73-75.

陈敏，王霄英，2019. 中华影像学 - 泌尿生殖系统卷 [M]. 3 版 . 北京：人民卫生出版社 .

陈寅，姜新宇，魏红，2016. 肠系膜静脉血栓形成的 MDCT 诊断价值 [J]. 医学影像学杂志，26(11):2116-2119.

董国礼，雍良平，黄小华，等，2008. 胰腺损伤的影像学诊断 [J]. 中国医学影像技术，(5):714-718.

鄂娜．2024. 急性化脓性胆囊炎患者应用超声的诊断价值及影像学特点分析 [J]. 影像研究与医学应用，8(8):162-164.

高学林，郑万祥，苏醒，等，2020. 男性尿道异物的急诊处理 [J]. 临床医学研究与实践，5(32):34-36.

龚启勇，刘士远，2024. 医学影像学 [M]. 9 版. 北京：人民卫生出版社.

郭建国，徐卫平，陈新龙，2014. 急性阑尾炎的多层螺旋 CT 表现与病理对照研究 [J]. 中国医学影像学杂志，22(2):149-152.

郭永团，李德春，王光明，等，2024. X 线透视下经肛肠梗阻导管置入桥接腹腔镜手术治疗乙状结肠扭转 [J]. 介入放射学杂志，33(11):1208-1211.

韩萍，于春水，2020. 医学影像诊断学 [M]. 4 版. 北京：人民卫生出版社.

韩萍，2022. 医学影像诊断学 [M]. 5 版. 北京：人民卫生出版社.

黄明霞，张增俊，2015. 新生儿坏死性小肠结肠炎影像诊断 [J]. 现代医用影像学，24(1):3.

贾济波，朱全新，王禹，等，2022. 膈肌妊娠一例 [J]. 放射学实践，37(10):1331-1332.

蒋志琼，张小明，肖波，2021. 急性胰腺炎国际结构化 CT 报告模板解读 [J]. 中华放射学杂志，55(10):1004-1007.

康素海，张辉，刘起旺，等，2013. 肝脓肿炎症期病变的 CT 与 MR 诊断分析 [J]. 实用放射学杂志，9:1452-1455.

赖伟，刘建新，伍玲，等，2012. 睾丸扭转的 MSCT、MRI 征象分析 (附 4 例报道)[J]. 影像诊断与介入放射学，21(3):195-197.

黎兴美，张艳雄，尹明，等，2021. 盆腔异位妊娠 CT 影像表现及诊断价值 [J]. 中国 CT 和 MRI 杂志，19(9):3.

李启元，白睿，孙备，2023.《钝性胰腺损伤的诊治：西方创伤协会共识》解读 [J]. 中华普通外科杂志，(9):699-702.

李世豪，刘宏伟，朱奕，等，2023. 性自慰导致膀胱尿道异物 4 例分析 [J]. 中国性科学，32(07):1-4.

李中信，贾漪涛，2018. 肠梗阻诊治点津 [M]. 石家庄：河北科学技术出版社.

令潇，李洁，朱思成，等，2025. 宫内外复合妊娠 MRI 表现一例 [J]. 磁共振成像，16(1): 167-169.

刘怀军，解朋，王文燕，等，2021. 医学影像危急值备忘录 [M]. 北京：科学出版社.

刘啸峰，钱彬，汪玲玲，2015. 门静脉栓塞的 MSCT 诊断价值 [J]. 放射学实践，30(2):157-160.

任小军，攀高争，王霞，等，2015. 门静脉病变的多排螺旋 CT 检查特征与诊断 [J]. 中华消化外科杂志，9:766-770.

谭令，展颖，管永靖，等，2016. 乙状结肠扭转的多排螺旋 CT 特征 [J]. 中国医学计算机成像杂志，22(6): 516-519.

汪雅洁，王树全，孙延水，2016. CT 逆行膀胱造影诊断创伤性膀胱破裂的应用价值 [J]. 承德医学院学报，2:164-165.

王群，巩青柱，2023. MRI 诊断卵巢囊肿蒂扭转的应用价值 [J]. 影像研究与医学应用，7(16):160-162.

王夕富，张贵祥，2015. 轻松学习泌尿系统与腹膜后影像诊断 [M]. 北京：人民军医出版社.

温艳惠，李卫东，邹杰，等，2003. 19 例化脓性门静脉炎的临床分析 [J]. 临床肝胆病杂志，5:308-309.

肖永光，2010. 胸段食管骨性异物穿孔的分类与外科治疗 [J]. 中华胃肠外科杂志，13(5):363-365.

谢幸，苟文丽，2013. 妇产科学 [J]. 8 版. 北京：人民卫生出版社.

谢秀海，赵振国，隋海晶，等，2011. 醉酒后自发性膀胱破裂的 CT 诊断 [J]. 中华急诊医学杂志，3:317-318.

薛丹丹，2018. 睾丸扭转的 MRI 特征及手术病理对照 [J]. 实用放射学杂志，34(3):395-397, 430.

杨奕, 顾家为, 2020. 膀胱及尿道异物的临床特点及治疗策略 [J]. 中国医药指南, 18(16):80-81.

姚军, 唐秀贞, 何国祥, 等, 2010. 非增强螺旋CT扫描在急性阑尾炎分型诊断中的应用 [J]. 实用放射学杂志, 26(11):1678-1680.

姚蕊, 肖颖, 姜慧萍, 等, 2022. 芒硝外敷联合穴位按摩对急性化脓性胆囊炎患者术后胃肠功能恢复的影响 [J]. 河南医学研究, 31(21):3990-3993.

叶滨宾, 2012. 儿科影像诊断与临床·胸腹卷 [M]. 北京: 人民军医出版社.

于春水, 郑传胜, 王振常, 2022. 医学影像诊断学 [M]. 5 版. 北京: 人民卫生出版社.

于春水, 2022. 医学影像诊断学 [M]. 5 版. 北京. 人民卫生出版社.

袁航, 张师前, 赵霞, 等, 2020. 女性附件扭转治疗的中国专家共识 (2020 年版)[J]. 实用妇产科杂志, 36(11):822-826.

袁西伟, 江林, 徐贵川, 等, 2022. 新生儿坏死性小肠结肠炎 X 线平片及 CT 表现分析 [J]. 实用放射学杂志, 3:472-474, 479.

张海峰, 吕滨, 王鑫森, 等, 2022. 重症 / 致命性肾脏出血影像学分析 [J]. 中国实验诊断学, 26(4):550-552.

张敏鸣, 2018. 格 - 艾放射诊断学 (全三卷)[M]. 北京: 人民卫生出版社.

赵兴康, 刘敏, 张玲, 等, 2014. CT 定位数字减影血管造影术引导胆囊穿刺引流术在急性化脓性胆囊炎治疗中的应用价值 [J/CD]. 中华消化病与影像杂志: 电子版, 4(5):222-226.

中国医师协会放射医师分会, 中华医学会创伤学分会. 2023. 腹部钝性损伤 CT 检查规范和临床应用中国专家共识 [J]. 中华放射学杂志, 57(7):723-732.

中国医师协会泌尿外科医师分会尿路修复重建学组. 2022. 尿道损伤诊疗专家共识 [J]. 中华泌尿外科杂志, 43(8):561-564.

中华医学会消化内镜学分会. 2016. 中国上消化道异物内镜处理专家共识意见 (2015 年, 上海) [J]. 中华消化内镜杂志, 33(1):19-28.

朱珺, 王均庆, 2018. 急性和亚急性胆囊穿孔的多层螺旋 CT 征象 [J]. 中华肝胆外科杂志, 24(02):128-129.

朱天昌, 郑杰, 程龙, 等, 2020. 尿道异物致阴囊坏疽并大面积坏死性筋膜炎 1 例 [J]. 临床泌尿外科杂志, 35(4):333-334.

Barratt R C, Bernard J, Mundy A R, et al, 2018. Pelvic fracture urethral injury in males-mechanisms of injury, management options and outcomes[J]. Transl Androl Urol, 7(Suppl 1): S29-S62.

Dhillon MS, Garg A, Sehgal A, et al, 2023. Torsion of a huge subserosal uterine leiomyoma[J]. A challenging case of acute abdomen.SA J Radiol, 27（1）:2641.

Endo Y, Takahashi T, Matsumiya T, et al, 2020. Successful management of preoperatively diagnosed torsion of a subserosal uterine fibroid by pneumoperitoneum laparoscopic single-port surgery[J]. Fukushima J Med Sci, 65(3):128-132.

Figler BD, Hoffler CE, Reisman W, et al, 2012. multi-disciplinary update on pelvic fracture associated bladder and urethral injuries[J]. Injury, 43(8):1242-1249.

Goldman S M, Sandler C M, Corriere J N, et al, 1997. Blunt urethral trauma: a unified, anatomical mechanical classification[J]. Journal of Urology, 157(1):85-89.

Jansen S, Doemer J, Macher-Heidrieh S, et al, 2016. Outcome of acute perforated cholecystitis:a register study of over 5000 cases from a quality control database in Germany[J]. Surg Endosc, 31(4):1896.

Kane NM, Francis IR, Ellis JH, 1989. The value of CT in the detection of bladder and posterior urethral injuries[J]. AJR Am J Roentgenol, 153(6):1243-1246.

Kong M, Paramesparan K, Keshvala C, et al, 2020. Acute abdomen or life-threatening heterotopic pregnancy with tubal rupture: where does imaging play a role[J]. BMJ Case Rep. 13(12):e239178.

Lee DW, 2022. Predicting Severity of Acute Pancreatitis[J]. Medicina (Kaunas). 58(6):787.

Mathiasen RE, 2023. Emergency Abdominopelvic Injuries[J]. Clin Sports Med, 42(3):409-425.

Narumi Y, Hricak H, Armenakas NA, et al, 1993. MR imaging of traumatic posterior urethral injury[J]. Radiology, 188(2):439-443.

Norihiro W, Yukinori I, Yasuo H, et al, 2022.Testicular rupture due to blunt trauma with complaints of lower abdominal pain alone: a case report[J]. Nihon Kyukyu Igakukai Zasshi: Japanese Journal of Japanese Association for Acute Medicine, 33 (1):1-5.

Ohgiya Y, Seino N, Miyamoto S, et al, 2018. CT features for diagnosing acute torsion of uterine subserosal leiomyoma[J]. Jpn J Radiol, 36 (3) :209-214.

Prasad CB, Rathinasamy R, Kopp CR, et al, 2021. Acute renal cortical necrosis: cortical rim sign and reverse rim sign[J]. KIDNEY INT, 100 (5):1146. doi: 10. 1016/j. kint. 2021. 03. 017.

Shin, ES, Kang, HS, 2021. Case of suspected torsion and amputation of myoma during pregnancy[J]. Annals of medicine and surgery(2012), 71:103007.